U0057397

AQUARIUS

AQUARIUS

AQUARIUS

後青春 Restart

後青春，更超越青春。
從心理、健康、照護，到尊嚴的告別，
我們重新啟動一個美好的人生後半場。

把時間留給自己

劉秀枝醫師◎著

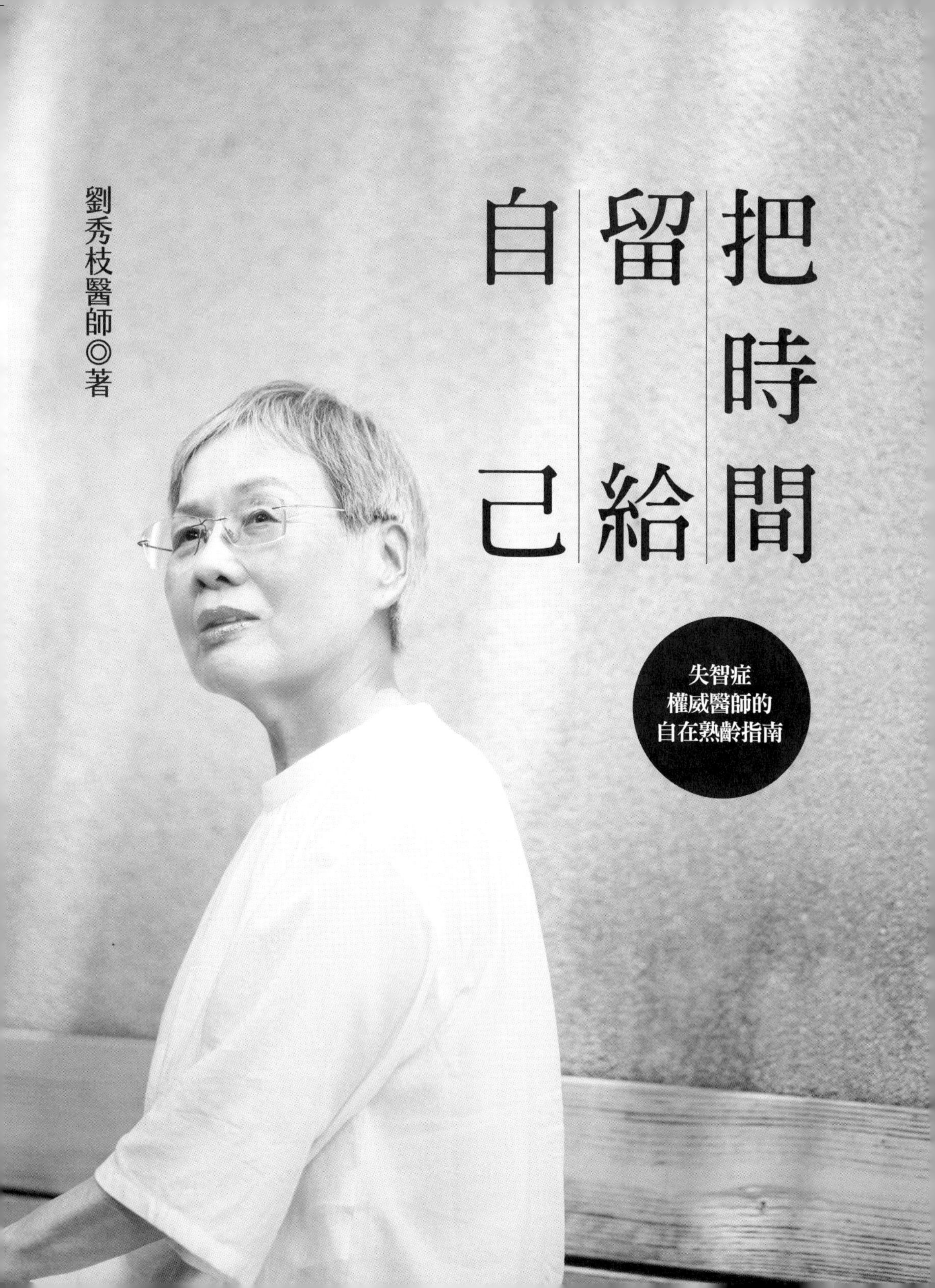

失智症權威醫師的自在熟齡指南

【推薦序二】

跟著劉主任一起享受「優雅熟齡」

王署君講座教授（台北榮總神經醫學中心主任、國立陽明大學腦科學研究中心主任）

劉秀枝主任出新書了！有機會搶先閱讀，當然是一種「小確幸」。

這本書直接收錄劉主任發表的專欄文章，並加以整理，可以一次讀完。我們家都是劉主任的忠實讀者，高齡九十二歲的爸爸與八十一歲的媽媽，常常要考我劉主任最新刊登的專欄內容，問我知不知道，可見劉主任受歡迎的程度與影響力。

這本書分為四大章節，每一章節都看得出劉主任的自在與智慧。有些想法是很值得身體力行的，也是很好的「認知行為療法」，從改變想法、改變生活方式，活得健康自在。

誰最值得看這本書呢？我覺得是想要了解失智症新知，希望能對退休做好準備的人，希望更知道如何照顧失智家屬的人，想知道看病哲學，找到有緣的醫師的人，還有想從劉主任身上學習人生智慧的人，我都極力推薦。

嚴格來說，我們每個人多多少少都有些病痛，我們要如何在「不是百分百健康」的情況下「優雅老化」，那買這本書就對了，跟著劉主任的指南做，準沒錯！

從小，準備考試是我們的共同記憶，但是從來沒有準備「老化」這樣的概念。隨著時間流逝，「老化」常常就在「不知老之將至」時，悄悄到來。

劉主任以她的經驗提出要愛自己、為自己活，不用到了老年才開始。年齡漸長，如何適應自己的變化，也讓自己適應外界環境的變化是很重要的。

推薦序一

跟著劉主任一起享受「優雅熟齡」

「活到老，學到老」，說得容易，做起來難。很多研究發現，最能延緩失智症的就是「智力活動」與「規則運動」，劉主任也是身體力行者，打球、學樂器，一項沒少，相信劉主任也力行地中海飲食與充足睡眠，才會總是神采奕奕。

在幾個大型失智症臨床試驗相繼失敗的消息傳出，甚至有知名藥廠宣布退出失智症的新藥研發，一連串打擊下來，現在「努力預防失智症」才是不二法門。最新發表在《神經學》期刊的研究，發現老年人的血壓控制是否得宜，也與失智症大大相關，所以與其在發生後亡羊補牢，不如在發生前防微杜漸。

這些不可不知的失智症研究新知，劉主任在本書更是如數家珍地呈現。

「看病就醫」是一門大學問，劉主任以她多年的行醫經驗，加上自己的現身說法，提供找醫師、看醫師的個人心得。

我很贊成劉主任的「尋醫」方法，更認同她當找到好醫師後就信任他（她）、交給他（她）的作法，甚至博學如劉主任也不再上網查書，完全當個

「順服」的病人。所以想找到好的醫師貴人，就好好地看第四章〈就醫〉篇。

最後，不管您是以醫師、病患、家屬或是一般讀者的角色來期待，這本書都相當值得一讀。

讓我們跟著劉主任來一同享受，或者是準備享受「優雅熟齡」吧！

【推薦序二】

面對老化的「武林秘笈」

林靜芸醫師（台灣第一位女外科醫師、整形醫療權威、《不老的幸福》作者）

劉秀枝醫師是台北醫學院畢業，我的哥哥大我三歲，與劉秀枝醫師是同班同學。劉醫師之前任職於台北榮總及陽明醫學院，與外子林芳郁醫師是同事，加上我們同屬台北榮總的高爾夫球隊，經常一起參加球賽。劉醫師為人隨和，個性開朗，我跟她學到很多智慧。

也因為以上的關係，我讀她的文章，總覺得很親切，宛如在聽大姊姊的叮嚀。這本《把時間留給自己——失智症權威醫師的自在熟齡指南》，值得推薦給所有與我一樣不想老、不願意失智、沒計劃享受長照的人士。

老了，如果失能、失智，對於病人、家人與社會都是很沉重的負擔。

我的外婆八十歲失智，九十三歲往生。

外婆失智之後，懷疑媳婦偷了她的珠寶，藏了她的衣服，指著媳婦碎碎念，搞得兒子婚姻亮紅燈。當時的外婆整天擔心自己會死，隨時摸脈搏，太強，懷疑血壓高，太弱，懷疑心臟無力；食物清淡，嫌不好吃，油膩嫌腹脹；不肯洗澡，拒絕剪髮。

早年喪夫，獨自撐起一個家的外婆，老了變成子女的燙手山芋。外婆後來認不得人，生活無法自理，長期需要兩個人照顧。晚期更發生髖關節骨折，大腸癌出血。兒孫們為了該不該治療、怎麼治療，意見不合，甚至互相翻臉。

外婆意識清楚的時候，認真地告訴我：「千萬不要活太老，認識的人都不在了，很孤單。」變成我對「老」的夢魘。

我的母親看了外婆的例子，小心地過生活。她依照時間表作息，努力運動，

推薦序二

面對老化的「武林秘笈」

大量閱讀，維持社交生活，注意營養。母親雖然晚年被診斷失智，但是她能自主照顧自己，經常外出旅遊，周遭的人幾乎不曾察覺她的異常。

根據統計，台灣老人在死亡前，平均失能、失智七年，其中，女性比男性時間長。最近的幾篇報告指出：北歐的老人在死亡前，失能、失智平均只有兩個星期。我們常說一代要比一代好，這一代必須認真面對老化。

劉秀枝醫師是神經學的專家，長期研究失智，在抗老化的領域，無論學理、新知都站在領先位置，更重要的是，她自己身體力行健康的生活方式。在《把時間留給自己——失智症權威醫師的自在熟齡指南》這本書中，她以淺顯的文字教我們：失智是怎麼回事，用什麼心情面對老化，如何維持健康，以及就醫時的注意事項。

相信讀者在閱讀後，必然與我一樣，有獲得如何面對老化的「武林秘笈」的喜悅！

【推薦序三】把時間留給自己，智慧分享他人

吳佳璇醫師（執業二十三年的精神科醫師、作家及失智症患者家屬）

「劉醫師又有新書面世囉！」我懷著興奮的心情點開出版社捎來的電郵，卻忍不住揣想，那則流傳多年的網路流言：「失智症權威醫師劉秀枝失智了！」會不會再度死灰復燃。

劉秀枝醫師是台灣失智照護領域裡，無人不知、無人不曉的一號人物。早年，她領導台北榮民總醫院神經科團隊，提供優質醫療服務，並完成多項傑出臨床研究。五十九歲自第一線退下，十多年來持續參與相關學術活動，爽朗的笑聲

與孜孜不倦的身影，一向是會場美麗的風景。一般民眾則透過報章雜誌、劉醫師長年耕耘的部落格（從「投圓筆記」到「Joy筆記」），乃至於一傳再傳的網路文章，不斷汲取她消化、吸收、改寫的失智症知識、照護觀念，以及各種健康、醫療與生活相關資訊。

致力醫療科普寫作二十年，劉醫師創作不斷，為何失智的假新聞仍每隔一陣子就在社群媒體流傳？謠言的源頭，其實是多年前劉醫師以第一人稱的方式所寫的，從一位輕度失智女士的角度給親友的公開信。信中，她筆下的失智女士向大家坦承自己失智了，期待未來的日子「大家能接受一位因失智而容易遺忘的朋友，做他的引導，讓他慢慢來」。想不到，掐頭去尾，竟變成劉醫師給大家的公開信。喜愛劉醫師的讀者看完滿是不捨，惋惜之餘趕緊分享，還不忘提醒親友「活在當下」；傳回醫界，則成為「治什麼病的醫生得什麼病」魔咒的另一案例。

雙親與二姊均失智的劉醫師先是置之不理，但傳言如滾雪球，使她一度想回應，「這個消息是正確的，只是提早了二十年」。但是，一向以傳播正確、即時醫療知識為己任的劉醫師一轉念，擔心俏皮的澄清文推波助瀾，才同意接受媒體採訪，呼籲讀者別怕失智。身為失智症高危險群，她已做好準備，且不在意帶著這個傳聞進棺材。

該做哪些準備？身為醫界後輩、忠實讀者，且家有失智老父，我好羨慕劉醫師除了能給雙親最好的照顧，還能《愛上慢慢變老的自己》（寶瓶文化，二〇一五）。透過溫暖輕盈的文字，過來人劉醫師不藏私地分享她順利展開熟齡生活的眉眉角角。

睽違三年，終於等到劉醫師新作，《把時間留給自己——失智症權威醫師的自在熟齡指南》。延續著理性、感性交織，知識、心情併陳的劉氏文字風格，新書除了是實用、好讀的熟齡醫療與生活指南，更是人生智慧的結晶。我看到劉醫師如何從身材矮胖，臉蛋平庸的迷惘少女，蛻變成接受自己，欣賞別人，充滿自信的專業女性。又怎麼坦然面對當初不婚、不育的選擇，做一個自由自在的獨居老人。

推薦序三

把時間留給自己，智慧分享他人

「接納變化，保持學習，多活多動，享受當下」，是十多年前由失智症權威華麗轉身，進入第三人生（Third Act）的劉醫師送給後輩的十六字箴言，我謹記在心。

【自序】初老的幸福

轉眼之間，退休已十一個秋，翻開二〇〇七年出版的《聰明活到一百歲——劉秀枝談失智與老人照護》中，期盼自己退休後要做的事，是否做到了？

這些心願包括：趁著白天大家都在上班時，好好地享受不擁擠的台北市，健行、旅遊、閱讀、寫作、上ＫＴＶ課、看早場電影，建立部落格，作為書寫的平台，並且勤讀醫學論文，出席醫學研討會，參加病例討論會，以便持續為兩個專欄的文章注入新題材。很高興，這些都一一做到了。

當初還想，從小努力念書，沒有機會學習其他才藝，說不定有什麼才能欠栽培，趁退休後，正好可以好好挖掘。但上了畫畫和烏克麗麗課後，終於知道自己沒有藝術細胞，不懂光影與色調，也欠缺節奏與音感，可見，當年考入醫學院是選對了行業。

十一年來，每週在台北榮總神經內科的病例討論會，是我醫學新知的充電站：聆聽年輕住院醫師的病例報告與醫學文獻回顧，以及醫師們的討論分享，都讓我獲益良多。

例如近年來，各種抗體檢測愈來愈精準，醫師的警覺性也提高，使得原來難以診斷的自體免疫腦炎能確診，而且能以類固醇、血漿置換術或免疫球蛋白——所謂的「神經三寶」來治療，不僅嘉惠病患，且讓醫師有成就感。

寫專欄的主要目的，是作為醫病溝通的橋梁。

退休之後，除了病例討論會與醫學研討會外，身邊親朋好友或其親朋好友的病痛、醫療上的疑問，都成為我專欄寫作題材的來源，而且文章初稿會請他們先過目。刊登後，因姓氏、年齡、性別都有所變更，外人無從得知其身分，但當事人還是心領神會，知道自己是主角。

感謝寶瓶文化朱亞君總編輯與丁慧瑋編輯的鍥而不捨，繼二〇一五年《愛上慢慢變老的自己》一書之後，從我發表在《康健雜誌》以及《聯合報》「元氣周報」與「繽紛版」新增的文章，精心挑選，並且加入我部落格中點閱率高的幾篇實用文章，重新彙整，集結成新書《把時間留給自己——失智症權威醫師的自在熟齡指南》。

書中，除了我一向關心的失智症，還有其他醫療議題、就醫方針，以及生活情懷等，可以說是我退休生涯的多方寫照，既期許自己，更希望對中、老年讀者有所助益，並互勉之。

一般人難免對老年有負面刻板印象，把年老與衰弱、孤寂、失能、失智等疾病畫上等號，而且從小就深植腦海。因此，有些人年紀大了，就自認外貌、體力與智力都變差，不再積極從事各種活動或與人互動，也不在意穿著打扮，果真把自己塑造成了刻板印象中的老人。

其實，拜醫藥與科技進步之賜，現代的老人縱使有慢性病，甚至身上某些器官如牙齒或關節等需要整修，很多人還是可以趴趴走、呼朋引伴、上各種成長課程，並在3C與社群網站上互通音訊，與過去刻板的老人印象不可同日而語。

怎麼想，就會怎麼做，就會達到你所想像的結果，所以年輕時如果正面看待老年，就會不自主地往積極、成長、健康的老年路上走，反之亦然。正如辛棄疾的詞：「我見青山多嫵媚，料青山見我應如是」，希望老年看我也應如是。

多年來，我的每篇文章在發表之前，都經王培寧醫師、李佩詩和林幸慧小姐的用心修正，希望詞以達意，力求不誤導讀者。更承蒙《康健雜誌》李瑟社長、張曉卉總編輯和蔡菁華資深執編，以及「元氣周報」王郁婷主編的鼓勵與潤飾，讓我書寫不輟，繼續發表文章。最近並加入汪詠黛老師創辦的「台北市閱讀寫作協會」，受益良多，在此一併致謝。

【推薦序一】跟著劉主任一起享受「優雅熟齡」 ◎王署君講座教授 009
【推薦序二】面對老化的「武林秘笈」 ◎林靜芸醫師 013
【推薦序三】把時間留給自己，智慧分享他人 ◎吳佳璇醫師 016
【自序】初老的幸福 020

一、智慧

· **落入時光隧道的二姊，教我當下的自在** 032
面對年老、心智漸失，「活在當下」就是最好的應對之道
· **我為什麼開始玩樂器？** 038
彈奏樂器能多多刺激、加強認知功能
· **失智長輩教會我的事** 044
接受逐漸變老的自己，也珍愛親情、友情

目錄

・一時說不出名字，是失智、失語，還是舌尖現象？ 048
若連「桌子」、「椅子」都說不出口，就要小心了

・橘子能不能預防失智？ 055
食物與失智症，不是百分之百相關

・失眠，竟然是失智症的前兆？ 062
在失智症發生的前幾年，睡眠問題就出現了

・從外表看得出有阿茲海默症嗎？ 067
家屬給訊息，對本人問診，做認知測驗，由醫師診斷

・都八十二歲了，還需要做失智症檢查嗎？ 072
如果是「可逆性失智症」，就可以及時對症治療

・她到底在和鏡子裡的「誰」說話？ 077
認不得自己了，還以為鏡中是另一個人

・我不認識你，但我記得你的好 082
忘記了實際的事情，卻忘不了深深的情感

・我要回家！失智者令人心痛的渴望 088
或許，他是在尋找「家」的感覺
・失智症患者的手術，不只是手術 093
一直想扯掉管子，吵著要下床，還產生了視幻覺
・陪失智的患者就醫，需面面俱到 099
不只要關注失智的狀況，還有其他疾病的徵兆
・懷疑爸媽失智？請先檢查藥物 105
不是每一種藥都可以自行停用

二、心情

・優雅地邁入老年 114
自珍與自足，活得自信又自在
・做個獨立的熟齡族 120

目錄

預先為老後的生活做好安排

・享受「被忽略」的自在　125

我就是唯一的限量版，不用羨慕別人

・出國旅遊的五大注意事項　130

安全、體能和隨身藥品的準備很重要

・中年子女的幸福時光　139

與父母的共同回憶湧上心頭，令人感到幸福洋溢

・年老，不等於衰老　143

老，是一種成長的過程

・我的時間怎麼不見了？　147

滑指之間，時間被切割得零零碎碎

・高爾夫球帶給我的人生體會　156

在小白球中，我看到了人生的縮影

三、健康

・頸椎手術教我的事 164
能夠自在地四處遊走，忽然變得很寶貴

・年紀大了，切記三大防跌重點 170
注意疾病影響、環境障礙及個人狀況

・頭暈不簡單，該看哪一科？ 177
沒找出原因前，不能掉以輕心

・把一個東西看成兩個了，該怎麼辦？ 184
單眼複視或雙眼複視，都不能輕忽

・驚見照片裡的自己嘴歪，是中風嗎？ 190
顏面神經麻痺時，仍會感覺到冷、熱和疼痛

・中風患者自我封閉，當心誘發憂鬱症 195
中風患者的心理層面，常常被忽略

目錄

· **他失語，請有耐心地讓他慢慢說** 201
雖然聽得懂別人的話，自己在表達上卻有困難
· **預防癌症，從運動做起** 205
健康人生的處方箋：運動、活動和快樂

四、就醫

· **看病，需要「靠關係」嗎？** 210
找對看診的醫師最重要
· **我認識的醫師，幾乎都退休了** 216
有慢性病，最好找比自己年輕的醫師
· **醫師貴人哪裡找？** 220
醫病之間互相信任，就會彼此認同
· **醫病之間，相互理解** 226
醫療，充滿了不確定性

‧醫病之間，哪些玩笑開不得？ 230
要以「同理心」為基礎

‧手術的後遺症，醫師怎麼沒有事先講清楚？ 236
醫師要詳細說明，病人則要明確地提問

‧親切的醫師，是病人的安慰劑 241
安慰劑效應，不只是心理作用

‧醫療的抉擇，永遠是兩難 248
懊悔無處不在，我們要學習面對

一 智慧

落入時光隧道的二姊，教我當下的自在

★面對年老、心智漸失，「活在當下」就是最好的應對之道★

那一刻我看見，二姊臉上的笑容燦爛得像個備受稱讚的快樂小孩。

二姊問我：「你的媽媽也不在了嗎？」

這家餐廳的蟹黃豆腐煲是我們的最愛，軟香的迷你豆腐方塊和鮮嫩的小小蟹腳，融在澄黃醇濃的湯汁裡。

她滿足地抬起頭說：「好吃！」停頓了一下，接著說：「可是媽媽都沒吃到。」

一副要把好東西帶回去給媽媽吃的樣子。

我提醒她，「媽媽已經不在了，如果還在，都一百多歲了。」

她的眼眶有點濕，想了一下說：「噢……那你的媽媽也不在了嗎？」

我愣了一下，忍不住笑起來，「我們是同一個媽媽啊！我是你妹妹耶，二姊。」

七年之間，失智從輕度退化到重度

我的二姊被診斷罹患了阿茲海默症，在七年之間，從輕度逐漸退化到重度失智。

她還是輕度失智症時，曾對我說：「媽媽真高明，生了一個比我小十一歲的醫師妹妹來照顧我。」

有一次在捷運台北小巨蛋站，我們手牽著手要去上ＫＴＶ課，二姊還高興地說：「我們是好姊妹，有你真好！」

但隨著認知退化程度愈來愈嚴重，她看到我時雖然很高興，卻常叫不出我的名字。

有一次，我問她：「我是誰？」

她想了一下，遲疑地說：「你是最好的——學姊。」

・什麼都忘了，連最愛的活動也無法再參加

隨著病情加重，許多喜愛的活動，二姊都沒有辦法參加。參加了幾十年的健康俱樂部，因為她記不住置物櫃的號碼、找不到沖澡的淋浴間，而無法繼續再去。

我怕一個不注意，轉眼她就走失，不敢再帶她出國旅遊。一場長達三、四個小時的高爾夫球局，怕她沒耐心，無法讓她下場，更不能參加球賽。

・她忘了，沒關係，我們記得就好

不過，雖然二姊不記得，人家可記得她。高爾夫球場的桿弟小姐就常問起：「那位打球乾脆俐落、從不挑剔、脾氣很好的二姊可好？」

上了十年KTV課的老師和十位同學，也都沒有放棄二姊。老師在講解、彈琴和帶唱時，二姊總盯著老師看，就像小孩子盯著有興趣的人看

一樣，但聽過了馬上就忘記。同學們輪流上台演唱，聽到唱得精采的，二姊更是目不轉睛。

輪到她上台時，她一點也不怯場，拿起麥克風的神態非常專注、投入，雖然很多歌詞都跟不上或許多字不認得了，但她依舊抓得住旋律和節奏。偶爾有一句唱得字正腔圓，同學們為她叫好，下台時掌聲熱烈，我看見，二姊臉上的笑容燦爛得像個備受稱讚的快樂小孩。

欣然鼓勵，讓她覺得自己有用

直直落入時光隧道裡的二姊，像是揮著魔杖的小精靈，在時光隧道裡上下來回，尋找她的安心處——高一點的時候停在五十歲，低的時候落在六歲，所以她如果是十一歲，恐怕還不認識剛出生的我。

大腦裡的類澱粉斑塊和腦細胞裡的神經纖維纏結，讓二姊喪失了短期記憶，完全記不住剛發生的事，才吃過飯就馬上忘掉。失智症發病初期時，她曾自我解嘲說「只活在當下」，現在是真的完全活在當下。隨著病情愈來愈嚴重，她的長期記憶也逐漸褪色，就像快壞掉的日光燈閃爍著，有時靈光一現，但終究會熄滅。

在捷運和公車上，常看到年輕媽媽帶著嬰幼兒一路呵護，寶寶依偎在媽媽懷裡，喝水、手拿玩具或好奇地張望並與周遭的乘客招招手，一舉一動惹人憐愛。溫飽、關愛、肯定和安全感，這是一個人在成長過程中最基本的需求。在嬰幼兒的身上，我看到了二姊的影子。如果我們對嬰幼兒學會招手、會站立、會走路、會叫「爸爸、媽媽」就鼓掌叫好，那麼**我們對於失智者所保留的功能，比如：會說自己的名字或會使用筷子，也要欣然鼓勵，讓他安心，覺得自己有用。**

眼看著阿茲海默症如海浪般不斷地衝擊，讓二姊的記憶和認知功能像海灘上腳邊的流沙般快速流失，抓都抓不住，社交網絡一一折斷，逐漸與社會孤絕……雖然無奈，但這種「慢慢消失」是看得見，感受得到，也是可預料的。

那麼，心智正常的我們呢？總有一天，心智也會消失，只是讓心智消失的最後致命一擊，是疾病？或是意外？

關於這些，誰都不知道，既不曉得何時會來（說不定是突如其來，讓人措手不及），也可能有短時間的緩衝或調適。無論如何，我想，或許學著二姊**「活在當下」，就是最好的應對之道吧！**

未來也許很長，會有失智症等慢性病上身，
這不是我們能預料或決定的。
我們能做的就是扎扎實實，
快快樂樂地過好每一天。

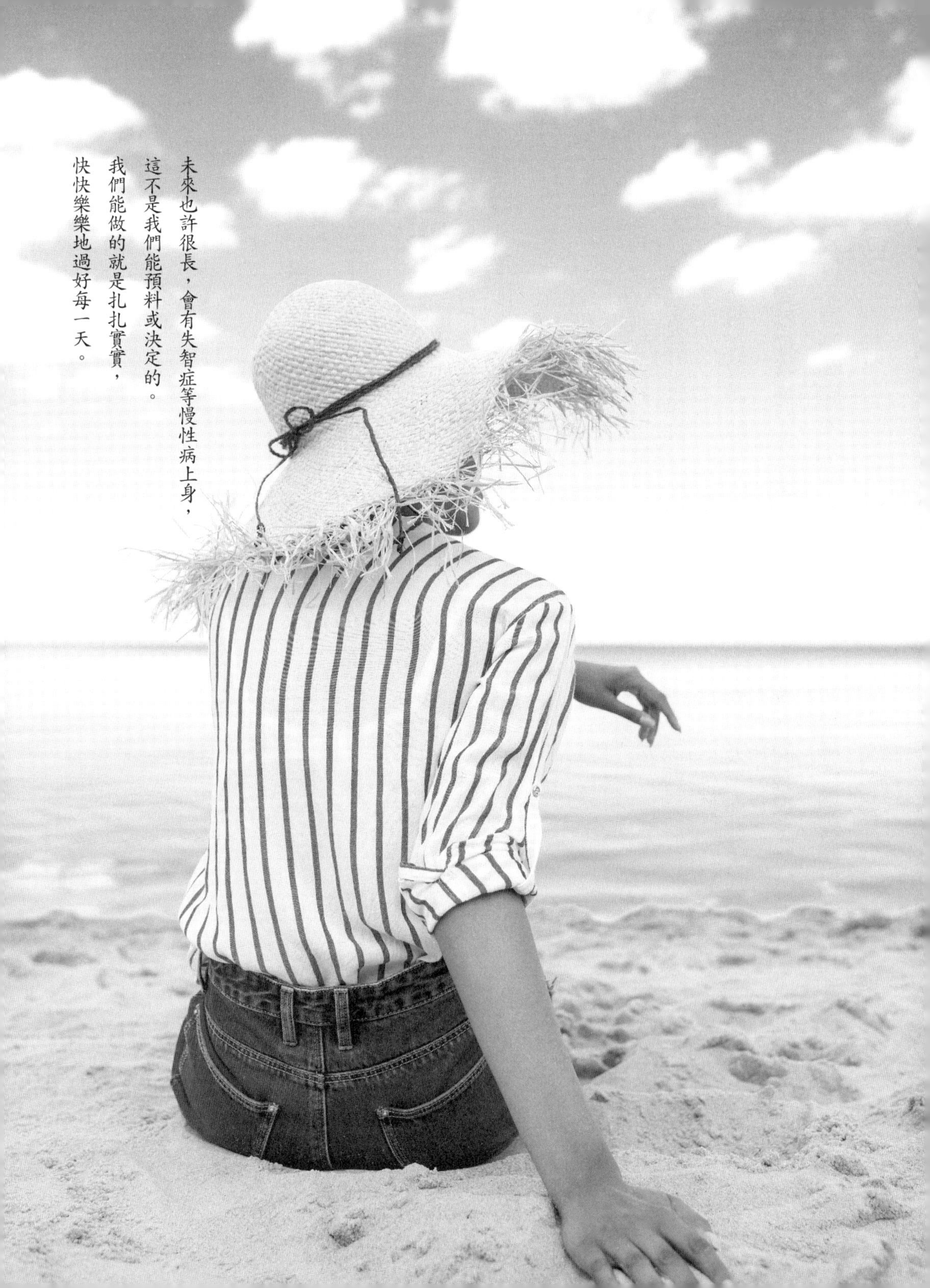

我為什麼開始玩樂器？

★彈奏樂器能多多刺激、加強認知功能★

嗜好要愈簡單愈好，不僅容易學習，也較能長期維持。

學烏克麗麗讓我手忙腳亂，但「腦力」全開

朋友最喜歡問我一個問題：**「如果有一天，你成了孤單老人，如何怡然自娛？又如果你罹患了失智症，能不能減少照顧者的負擔？」**

身為神經內科醫師，我給自己的功課是「培養嗜好」，比如：編織、打太極

拳、唱歌或玩樂器等，而且嗜好要愈簡單愈好，不僅容易學習，且能長期維持。所以當知道有烏克麗麗初級班要開課，未學過樂器亦無妨時，我毫不考慮地報名了。

上第一堂課時，我才發現烏克麗麗的學問很大，除了要聽懂老師的教學，還得右手撥弦、左手轉按和弦，加上腳打拍子、眼睛盯著樂譜，同時嘴裡唸著口訣以跟上節奏或邊刷弦邊唱，當然還要肩頸放鬆，面露微笑，一副很享受的樣子。

一開始，我就手忙腳亂，顧此失彼，覺得整個大腦都在發火放電。

玩樂器，能促進大腦發展

的確，學習樂器幾乎是全腦動用，包括司管運動、感覺（觸覺、聽覺和視覺）、記憶、專注力與情緒的神經系統。

不過，**長期反覆演練樂器，還可以反過來影響大腦。**例如在二〇〇三年發表的這項研究：有四十名鍵盤樂器的樂師，其中二十位是專業、二十位為業餘，另外還有四十名不彈樂器者。這三組都是男性，且年齡相當。讓他們接受腦部磁振造影掃描，結果發現專業樂師大腦的運動和感覺區，以及部分的額葉、頂葉、顳葉的腦灰質體積，都明顯比其他兩組大，表示**大腦有可塑性，用進廢退。**

多練習，熟能生巧

初學烏克麗麗的我，最困難的是左手要快速按出不同的和弦，而且雙眼必須盯著樂譜，不能看弦，所以要把弦的位置牢記於心中。

老師和同學們一再告訴我要多練習，因為肌肉是有記憶的。「肌肉記憶」？這聽起來很吸引人，其實，記憶還是存在於腦中，就像走路、游泳、騎自行車或打字，**只要學會了，經常使用就熟能生巧——這種記憶屬於「程序記憶」，是一種內隱記憶，以後就是很久沒用也不會忘記。至於失智症患者容易受損的則是外顯記憶，比如無法記得情節或事件等情況。**

雖然學習樂器主要是建構程序記憶，但我忍不住思考：經過長久的演練，是否也能增強其他認知功能，或者降低罹患失智症的機率？

‧老來玩樂器，加強認知能力

有一篇發表於二〇一一年關於神經認知測試的論文，把六十歲至八十三歲的熟齡人士分為三組，分別是：有至少十年的樂器經驗者（二十二位）、一至九年的樂器經驗者（二十七位），以及無樂器經驗者（二十一位）。樂器主要為鋼琴，其次是木管樂器。這三組的年齡、教育程度和運動量都相當。

與從不彈奏樂器者相比，有至少十年樂器經驗者的非語言記憶（即視覺記憶）、命名能力、思緒流暢力和執行力都明顯較好。但這項回溯性研究只能顯示豐富的樂器經驗與較佳的認知功能有相關，並不能直接證實其中的因果關係。

另一篇發表於二〇一三年的論文則採取前瞻性設計，向前追蹤一段時間，較有說服力。二十九位從未學過樂器、年齡在六十一歲至八十四歲的健康人士，分為實驗組（十三人）和對照組（十六人）。實驗組每週接受一次一個半小時的鋼琴教學，並且一星期至少練琴五天，每次至少四十五分鐘。對照組則從事其他的休閒運動。

結果在四個月後，為他們做了認知功能測試，顯示實驗組的專注力和執行力明顯進步了，心情和生活品質也變得比較好，可見**彈奏樂器可以增加老年人的認知功能存款。**

・音樂家較不易罹患失智症？

那麼，音樂家是否較不易罹患失智症？這可以從二〇一四年的一篇對瑞典老年雙胞胎的研究得到答案。

在一百五十七對平均年齡七十八歲的雙胞胎中，每對雙胞胎只有一位有失智症或認知功能障礙，另一位的認知功能正常。其中的二十七對雙胞胎，每對只有一位會彈奏樂器，在二十七位失智症或認知障礙者中，只有十位彈奏樂器，而二十七位認知功能正常者中，則有二十一人彈奏樂器。

經統計分析，把性別、教育程度和活動量等因素也列入考量，發現比起不彈奏樂器的雙胞胎，彈奏樂器者罹患失智症或認知功能障礙的比例減少了百分之六十四。

	失智或認知障礙	正常
彈奏樂器	10/27	21/27
不彈奏樂器	17/27	6/27

27對雙胞胎（54人）

學樂器的好處多，永遠不嫌遲

過去有許多研究都顯示，休閒活動可以降低罹患失智症的機率，這些休閒活動包括了彈奏樂器。

最近二十年來，研究發現彈奏樂器動用的腦細胞更多，效果更好，除了預防失智症之外，也用於中風、巴金森氏症和失智症等的復健治療。

學習樂器有如此多的好處，我可要好好練習烏克麗麗，希望熟能生巧，除了讓心情愉悅，還可以建構我的「程序記憶」。

失智長輩教會我的事

★接受逐漸變老的自己，也珍愛親情、友情★

從失智長輩身上，我學到珍惜愈來愈少的時光，更懂得何謂體力有限，量力而為。

兩位失智長輩給我的啟發

日前去探望兩位失智的長輩，讓我更加珍惜現在和思考未來。

一位是朋友的母親，九十一歲。她因跌倒而導致左手骨折，才剛出院，貼心的子女們重新布置了她附衛浴的臥房：把浴室的澡缸改裝成沖澡設備，以利輪椅進出；

買了洗澡輪椅、電動病床和氣墊床墊，床上鋪著輕軟溫暖的粉紅色蠶絲被，讓母親不覺得那是病床；並且在床的旁邊擺了一張長沙發，作為照顧者的床鋪。

另一位是我的遠房親戚，九十三歲，他因左腦中風，造成右側肢體無力和失語症，有外勞和子女隨侍在旁。

這兩位長輩的經濟狀況都不錯，可以請人在家照顧，兒女孝順且已退休，能輪流幫忙。但是，多少家庭有如此條件？即便如此，將來赴門診回診也是個問題，比如：偏癱的長輩很難進出計程車或自家車，而能夠上下輪椅的車子不容易訂到，但又沒有嚴重到需要叫救護車的程度。

每個年齡層的需求和領悟都不同

我三十歲時，曾聽一位六十多歲的長輩說：「買房子要買在大醫院旁邊，看病才方便。」當時聽了覺得好奇怪，只聽過住家要選在好學區以便孩子上學，但醫院附近難免會有救護車吵人的嗚笛聲，怎麼適合住家？現在才知道**住在醫院旁，不僅急病時搶救快，到了年老不良於行時，就診才方便啊！**

每個年齡層的需求和領悟都不同，例如：年輕時，搭飛機喜愛坐靠窗的位置，興奮地欣賞窗外的風景，忙著拍照；等年紀漸大，「方便走動」與「上洗手間」比較重要，於是走道的座位優先。

在捷運車站，我也漸漸能體會當洗手間空出來時，為什麼老人家會請別人先上，那是因為她要等坐式馬桶，以免膝蓋蹲不下或蹲了起不來。所以我**請老人家吃飯時，都會先確認那家餐廳的洗手間一定有坐式設備。**

體力有限，量力而為

不僅每個世代有不同的文化，個人之間的差異也隨著年齡的增加而變大了。我們不是常聽到老妻稱老夫「愈來愈固執」，老夫說老妻「愈來愈囉嗦」，就是這個道理。因此，我常和朋友分享：**「我們不但要接受逐漸變老的自己，也要珍愛親情、友情，不要想去改變老伴、老友的習慣。不是深交的朋友，如果看不慣、談不來，不來往就是了，把時間留給自己。」**

我從失智長輩身上學到的，除了珍惜愈來愈少的時光，更懂得何謂「體力有限，量力而為」：

健行從爬高山，改為走小山丘或在公園散步，一樣有運動效果。

對於比自己體力差或年紀大的人更有同理心，因為自己將來也可能跟他們一樣。

遇到莽撞、氣盛的年輕人，也懂得包容，因為他們的路，我走過，他們只是時候未到。

對於因我掏錢慢而有點不耐煩的店員，我也能體諒那是因為工作量大、趕業績的關係。

快樂過好每一天

年屆七十，打拚過、困擾過，也生病過，想到自己還能自立、自主，優游自在地健行、旅遊、寫作和閱讀等，就非常感恩。

未來也許很長，會有失智症等慢性病上身，但有可能未來就在眼前；身邊的人也許與你天長地久，但也有可能等不及說再見，這都不是我們能預料或決定的。

目前所能做的，就是扎扎實實、快快樂樂地過好每一天囉！

一時說不出名字，是失智、失語，還是舌尖現象？

★若連「桌子」、「椅子」都說不出口，就要小心了★

「舌尖現象」在緊張、壓力大或勞累時較容易發生，並且隨著年齡增加而愈頻繁。

「就是那個，那個……」，其實是舌尖現象

有一次旅遊，中年的領隊在遊覽車上講解行程，提到一個海峽，他一時忘了海峽的名字，但記得是介於地中海和大西洋之間的一處很有名的海峽，而且是四個字。團員中有人說出是「直布羅陀海峽」，他立刻回應：「沒錯，就是這個！」並且笑

著問我：「這會不會是失智症的前兆？」

另有一回，和幾位六十歲左右的朋友聊天，提到我們一個月前一起去日本看到紫藤花開的盛況，腦海立刻湧現一片奼紫嫣紅，卻一時想不起花園的名字。一位朋友提個頭：「足……」我馬上說：「足利花園。」於是大家紛紛分享很多名詞都想不起來的經驗，感嘆老了，也擔心是否為失智的前兆。

話到舌尖卻講不出來，心裡明明知道自己要講什麼，而且腦海裡浮現著那個人、那個地方或那件事的鮮明影像或事蹟，可就是說不出名字！這時，如果有人給點提示，如說出名稱的第一個字，正確字眼馬上會跳出來，或者過一會兒、甚至幾天後，也會自然想起來——這種情況稱為「舌尖現象」（Tip-of-the-tongue syndrome）。

早在一百多年前，醫學界就注意到了這個現象。**舌尖現象不限語文、不分國家，在各個年齡層的成年人都可能發生，而且很常見，有些人甚至每個星期就會出現一次。**忘記的字眼主要是不常用的名詞，特別是專有名詞，如人名、地名、國名等，在緊張、壓力大或勞累時較容易發生，並且隨著年齡的增加而愈頻繁。

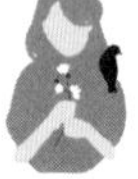

舌尖現象是否為失智的前兆?

為何老年人較容易出現舌尖現象?可能是因為隨著年齡增長,大腦老化了,腦中負責名詞意義與名詞語音的神經連結也變得較弱。

正因為舌尖現象在老年人較常見,所以只要一發生,就難免會擔心是否為失智症的前兆。失智症是以「短期記憶」和「情節記憶」(對事件的記憶)的減退為主。那麼,老年人的舌尖現象與情節記憶的減退有關聯嗎?

・一般年長者,關聯不大

有一篇來自美國維吉尼亞大學,發表於二〇一三年《心理科學期刊》的論文,研究中,分別測試了七百一十八名成年人的情節記憶和舌尖現象,年齡從十八歲到九十九歲都有。經過統計分析,發現年紀大的人,舌尖現象與情節記憶的減退並沒有明顯關聯,可見不是失智的前兆。

然而,阿茲海默症、顳葉癲癇等神經疾病也可能出現舌尖現象,但因疾病的其他神經症狀很明顯,所以舌尖現象常不會被注意到。

．失智症前期，舌尖現象較嚴重

不過，**在失智症的前期——也就是「輕度認知障礙者」中，出現舌尖現象的機率的確較正常老年人高。**

二〇一三年還有一篇發表於《國際老年精神病學期刊》的論文。西班牙的聖地牙哥．孔波斯特拉大學的研究人員，以八十四名有輕度認知障礙者與一〇六名認知正常者為對象，請他們看五十張名人的彩色照片並說出名字。結果發現，輕度認知障礙者更容易出現舌尖現象，而且程度也較嚴重。

有些輕度認知障礙者不只講不出人名，也難以聯想出與這個人相關的背景知識。例如：我們在電視上看到一個演員，可能一時想不起來名字，卻可聯想到他曾演過哪些戲、演過哪些角色，但是對於有輕度認知障礙的人來說，要去連結、回想起這些相關的背景知識，可能有困難。

失語症

舌尖現象最特別的是只有叫不出專有名詞，如人名、地名、國名，但如果連桌椅或手錶等一般名詞都叫不出來，那就要思考是否有「失語症」。

失語症是左側大腦的額顳葉受損所造成的語言障礙，主要分為「表達性」（無法言語）和「接受性」（不能理解別人的話）兩種，這兩種常常並存，且都有命名困難，即說不出人、事、物的名字。

症狀最輕的失語症只有在命名上出現困難，稱為「命名性失語症」，與舌尖現象最大的差別是：不僅專有名詞，連一般生活中常用物品的名詞都有困難。例如**病人可能說不出「手錶」兩字，但會說「是用來看時間的」，或指著自己手上的手錶。**

如何避免舌尖現象？

舌尖現象主要是說不出專有名詞，而不是像失智症和失語症患者連普通名詞，如筷子、書桌等常用名稱也忘記。

而且更重要的區別是，有舌尖現象的人在其他的認知功能上，如判斷、語言、方向感等並不受影響。

那麼，如何能避免舌尖現象的發生呢？

一、多準備、多練習

研究發現，當處在被觀察的環境中或受到注意時，可能因為緊張，比較容易發生舌尖現象，所以遇有演講或重要場合，除了事先充分準備、多練習，記住專有名詞，前一晚更要睡得飽，到時從容有自信，心情放鬆，說話自然會順暢。

二、多運動、增強體適能

平常養成規律、健康的生活習慣，不要太累，說話不要太快。

有一篇來自英國伯明罕大學，發表於二〇一八年四月《科學報告》期刊的論文，對於二十八位平均七十歲的老年人，在實驗室裡測量其「有氧適能」（即最大攝氧量），並以六十個名詞測量他們的舌尖現象發生頻率，發現兩者呈負相關，也就是說：體適能好的人，發生舌尖現象的次數也較少。

雖然這個研究沒有證明兩者間的因果關係，但相信持之以恆的運動，也有助於減少舌尖現象的發生。

三、別怕請別人協助

萬一話到舌尖說不出來時，可請對方幫忙提醒，或請對方說出來，不用太在意。

有一次，一位朋友想要講一名歌手的名字，一時忘了，她著急地問我：「有個女歌手歌唱得很好聽，每次演唱都戴不同的帽子，可惜幾年前去世了。她叫什麼名字？」

我脫口而出：「鳳……」

朋友馬上說：「對了，是鳳飛飛！」

安啦！只是舌尖現象，不用擔心。

橘子能不能預防失智？

★食物與失智症，不是百分之百相關★

防失智最實際可行的，是均衡的「地中海飲食」。

每天吃一顆橘子，能降低失智率嗎？

朋友從LINE轉來一則動畫：「愛吃橘子有福啦」，影片中說天天一顆柑橘，能降低百分之二十三的失智率。朋友問我是否真的如此，我決定用一篇文章來回答她。

・來自日本的研究

我先是上網查詢，讀到日本東北大學發表於二〇一七年四月《英國營養學期刊》的論文：追蹤大崎市一萬三千三百七十三位六十五歲以上的居民，五年七個月後，發現與每個星期吃得不足兩次者相比，每天吃柑橘的人得失智症的機率少了百分之二十三。

日本盛產柑橘，所以有柑橘研究，而其他就地取材、類似的觀察性流行病學研究，以及小規模的臨床試驗也不少，例如：**綠茶、紅酒、咖哩、蕈菇、葡萄、草莓、櫻桃汁、藍莓汁和巧克力等，理論基礎主要是這些食物都含有具抗氧化與抗發炎作用的「類黃酮」**（flavonoids）。

類黃酮有許多種類，比如：柑橘的果皮有川陳皮素（nobiletin）、櫻桃和藍莓有花青素（anthocyanin）、咖哩有薑黃素（curcumin）、綠茶有兒茶素（EGCG），以及紅酒與葡萄有白藜蘆醇（resveratrol），這些都是富含類黃酮的水果。

也有研究者在動物實驗中發現：川陳皮素、薑黃素能增強老鼠的記憶力，並減少老鼠的腦內類澱粉的含量，而「腦內類澱粉斑塊的堆積」是阿茲海默症的主要病變之一。

食物與失智症，不是百分之百相關

然而，流行病學的研究只能說柑橘等食物與失智症有所相關，但不是百分百的絕對相關，也不能直接解釋為因果關係。而且，關於參加者對該項食物的攝取量都是採用問卷方式，全靠參加者的記憶和研究者的推估，難以精確。

此外，即使動物實驗顯示某種食物能強化老鼠的記憶，或者降低老鼠腦內的類澱粉含量，但是人畢竟與其他動物不同，在人身上不見得有相同的功效。

薑黃素防失智？沒定論

要證明一種藥物有預防某種疾病的療效，必須採用隨機雙盲、有安慰劑做對照組的第三期臨床試驗，但食物很難做到。

所謂「雙盲」，是參加者與評估者（常常是醫師）都不曉得參加者是服用藥物或安慰劑。在藥物試驗中，很容易做出與藥物外觀相同的安慰劑，但食物一看就知道，很難設計出外表與滋味都與食物相同的安慰劑。而且，要求參加者在試驗期間的幾個月中，天天都吃定量的某種食物，不僅在倫理上講不過去，大概也沒有人會參加。

但是，如果能把食物的有效成分萃取出來，做成膠囊，臨床試驗就可行。來自美國加州大學洛杉磯分校，發表於二〇一八年《美國老年精神病學期刊》的一篇論文，把四十位五十一歲至八十四歲、有輕度認知障礙或無失智症的參加者，隨機分配為兩組：一組是每天服用一百八十毫克活性的薑黃素，另一組是每天服用安慰劑。一年半後，服用薑黃素組的記憶力和專注力明顯地進步，安慰劑組則沒有改變。然而，這項研究的受試者人數很少，因此還不能下定論。

地中海飲食防失智，最具說服力

治療與預防阿茲海默症的藥物研發雖然一直都很蓬勃，但尚未有突破，所以有許多人轉而從飲食上尋求解決之道。其實，最具說服力和實際可行的還是均衡的「地中海飲食」，也就是：**多吃蔬果、豆科植物、五穀雜糧、堅果與橄欖油，適量地吃魚、乳製品、紅酒和少量肉製品。**

飲食不僅是為了健康，也是一種享受，吃到喜歡的食物，那有多滿足和快樂！至於我們一開始討論的「類黃酮」，其實，**具抗氧化作用的類黃酮廣泛存在於蔬果中，所以只要你喜歡，吃什麼都可以，當地、當季產的更好。**

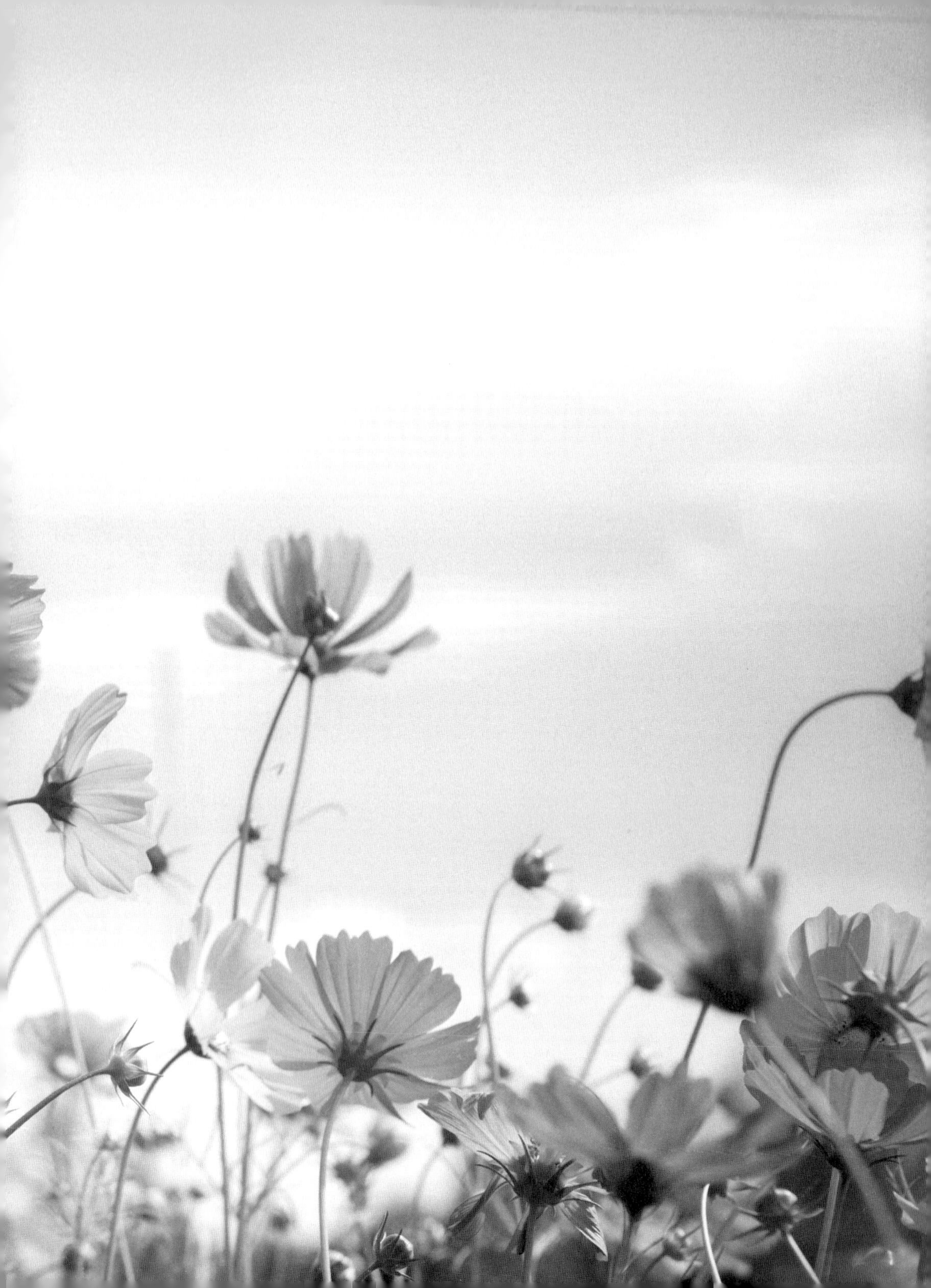

怎麼想，就會怎麼做，
就會達到你所想像的結果。
正面看待老年，
就會不自主地往積極、成長、健康的老年路上走。

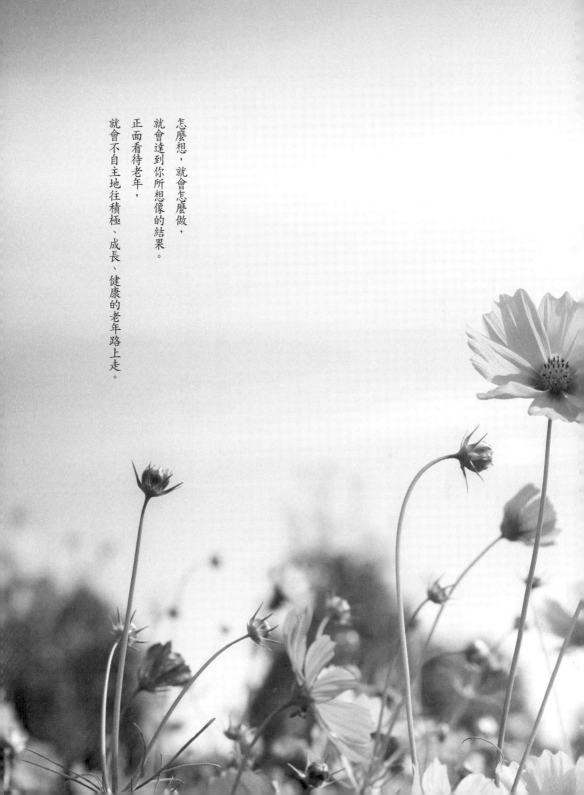

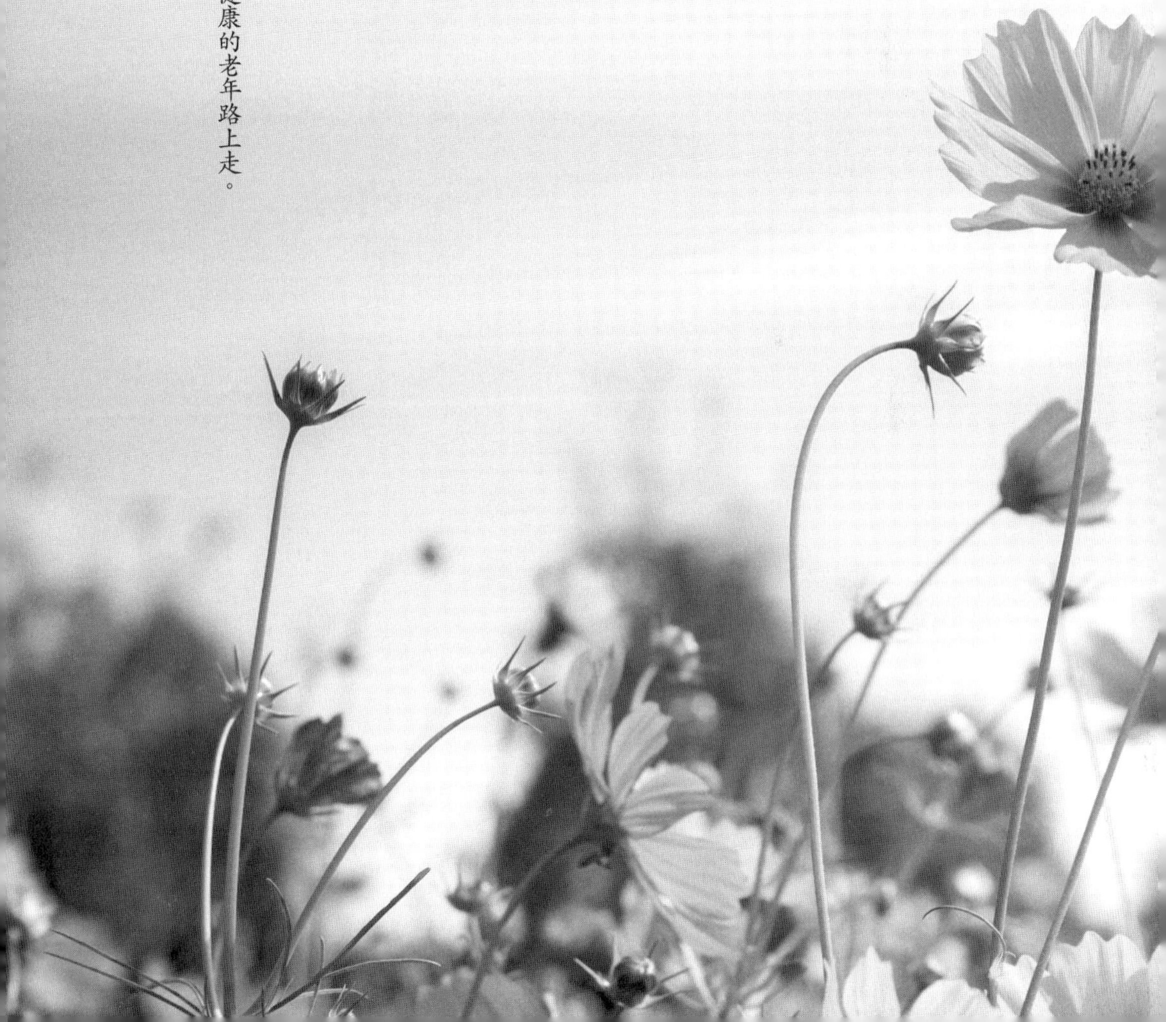

失眠，竟然是失智症的前兆？

★在失智症發生的前幾年，睡眠問題就出現了★

良好、充足的睡眠，可以降低或延緩失智症的發生率。

「睡眠障礙」可能是失智症的危險因子

有不少罹患失智症，尤其是阿茲海默症的病人有睡眠和生理時鐘障礙，例如：才吃過晚飯，就要上床睡覺；半夜經常醒來，甚至遊走。也有失智病人一大早就把家人全部吵醒、白天嗜睡或作息日夜顛倒等等，形成照顧上的一大難題。

近期的醫學研究發現，睡眠障礙不僅是阿茲海默症的精神行為症狀之一，有些患者在發生失智症之前幾年，就開始出現睡眠問題，因而推論：**「睡眠障礙」可能是失智症的先驅症狀，甚至是危險因子之一。**

睡好且睡飽，有助於預防失智發生

目前已知類澱粉斑塊在腦中的大量沉積，是阿茲海默症患者大腦的主要病變，而且是**從失智症狀出現的前二十年左右就開始慢慢堆積了，直到堆積量大至讓大腦無法負荷才發病。**

近年來有動物實驗發現，「睡眠」有助於老鼠腦內類澱粉斑塊的清除；相反地，被剝奪睡眠的老鼠腦內的類澱粉斑塊則明顯增加。這些現象更讓學者們推測：良好、充足的睡眠可以降低或延緩失智症的發生率，是預防阿茲海默症的新招。

值得注意的研究發現

那麼，在人類是否也有類似研究？

・強而有力的研究工具

有一種「類澱粉蛋白正子掃描」可以偵測到在人腦內沉積的類澱粉蛋白，雖然在台灣尚未能應用於臨床診斷，卻是一個強而有力的研究工具。

在一篇發表於二〇一三年《美國醫學會神經期刊》的論文中，七十位平均年齡七十六歲，參與「巴爾的摩老化長期研究」的老人，回答問卷中關於最近一個月的睡眠時數和品質的問題，並且接受類澱粉蛋白正子掃描，偵測腦中的類澱粉蛋白的沉積量。結果發現：與睡眠時間多於七小時或睡眠品質佳者相比，睡眠時數少（指六小時或不到六小時）或者品質不好（難以入睡、常常醒來、醒來後無法再睡或早早醒來）的人，腦部類澱粉蛋白的沉積量明顯較多。但何者為因、何者為果，或是互為因果，目前還無法確定。

在這項研究的七十名參加者中，有一人罹患失智症，三人有輕度認知障礙。將其他六十六位認知功能正常者的資料重新分析，所得到的結論仍然一樣，可見睡眠與腦部類澱粉蛋白的多寡有密切相關。但仍需進行後續追蹤，以探討這幾位腦部類澱粉蛋白沉積量較多的參加者，將來是否也會演變成阿茲海默症患者。

‧客觀的長期追蹤

另一篇發表於同一期《美國醫學會神經期刊》的論文，則有六百九十八名平均年齡八十二歲、認知功能正常的社區居民，參與美國芝加哥「拉許記憶與老化研究」的年度追蹤，並接受「載脂蛋白基因E」的檢測（其中一百四十九人具有會增加阿茲海默症罹病率的第四型E基因）。

所有參加者一開始都要在手腕上戴十天的「腕動計」（actigraphy）。腕動計約手錶大小，可以記錄全天身體活動的狀態，因而可用電腦公式算出參加者夜間的活動量，藉此來推估整體的睡眠品質——夜間活動量大的人代表睡眠品質不佳。這比用問卷所得的個人回想資料更客觀。

平均追蹤三年半後，其中九十八名參加者被診斷為患有阿茲海默症。經過統計分析，發現睡眠品質較佳的人，不僅將來罹患阿茲海默症的機率較低，對於有載脂蛋白基因E第四型者尤其有效果。

在這項研究中，具有第四型E基因的人若再加上睡眠品質不好，罹患阿茲海默症的危險率是未帶有此基因者的四．一倍。但是在睡眠品質最好的那一組，此基因的危險率降到了一．八倍，這也表示：**良好的睡眠，可以抵消基因所帶來的部分罹病機率。**

睡得飽，睡得好

對於阿茲海默症，我們目前無法完全預防，只能藉由後天的努力（比如：受教育和多動腦），以及良好的生活習慣（例如：多運動、地中海飲食及從事休閒活動），與控制高血壓、糖尿病等方面著手。

如今，很高興又多了一項：**睡得飽、睡得好，加入預防阿茲海默症的行列，更有理由睡個好覺了。**

從外表看得出有阿茲海默症嗎？

★家屬給訊息，對本人問診，做認知測驗，由醫師診斷★

輕度阿茲海默症患者有時會出現「冷漠」的精神行為，臉部表情漠然。

光從外表，看不出有沒有失智

有一次參加大學同學餐敘，席間，一位同學的太太看到我，立刻拉著我用手機自拍，說：「我馬上把相片LINE給一個朋友，證明你好好的，因為她一口咬定你失智，不管我怎麼跟她解釋那是網路誤傳，她都不相信。」

我高高興興地拍了照，不過繼而一想：她的朋友光看我的臉或臉部表情，就能看出我有沒有失智嗎？

醫師需靠家屬提供訊息、對病患問診，並參考認知功能測驗的結果，才能診斷病患是否罹患了失智症。

如果確定是失智症，再進一步做腦部影像掃描等實驗室檢查，以確定是哪種疾病造成的失智症，例如：血管性失智症或阿茲海默症等。因此，失智症的診斷需要一定的流程、檢查，以及醫師的判斷。

中、重度失智者，的確可能會表情呆板

失智症患者除了認知功能減退之外，還常伴隨著妄想、幻覺、焦躁、憂鬱、遊走等精神行為問題，這時候，臉部表情有可能看起來困惑、猶疑或無所適從。

到了中、重度時，有些患者會出現類似巴金森氏症的症狀，比如：表情呆板、動作遲緩、不易保持平衡等；加上在日常生活中不會照顧自己，穿著可能明顯不合宜……這些情況容易讓旁人從他們的臉部表情、舉止動作或衣著等外表，看出患者

可能有問題。

輕度失智者，有時會表現得「冷漠」

一般而言，輕度阿茲海默症患者雖然近期記憶不佳，會重複問一樣的問題、重複講一樣的話，常常在找東西，其他認知功能也稍有減退，不若以前能幹俐落，但長期記憶與一般常識還在，日常作息大致可自理，仍可與人互動、聊天。所以不熟識的人跟他們寒暄或簡短對話，通常不會察覺有何異樣，從外表也看不出病患已經罹患失智症。

然而，輕度阿茲海默症患者，有時會出現一種「冷漠」或「淡漠」（apathy）的精神行為。

- **「冷漠」，常引起照顧者對失智者的誤解**

冷漠是缺乏動機、沒有興趣、提不起勁，情緒匱乏，對外界事物顯得漠不關心，因此臉部會出現漠然的表情。但是，**病人自己沒有病識感，也不為冷漠所苦。**

冷漠會隨著失智加重而變得更明顯，雖然不具攻擊性，但是會影響人際關係。尤其當失智程度逐漸嚴重，口語表達變得困難時，照顧者更需要從患者的肢體語言和面部表情來察言觀色，因此，**冷漠常造成照顧上的困擾，而且很容易讓照顧者以為患者懶惰或不合作。**

・「冷漠」與「憂鬱」，可能並存於失智者的身上

「冷漠」與「憂鬱」的症狀有部分重疊，而且兩者有可能並存於失智症患者身上。不過，冷漠不像憂鬱症有悲傷、焦慮、無助感、負面想法或罪惡感等情緒困擾。一般而言，冷漠是大腦的前額葉與邊緣系統，以及連接兩者之間的神經網絡出現問題而導致的症狀，所以並不限於阿茲海默症患者發生，而且也不少見，只是常被我們忽略。

根據醫學文獻，各種大腦疾病出現冷漠症狀的比例分別是：阿茲海默症為百分之五十，額顳葉失智症為百分之九十，巴金森氏症為百分之二十至三十，中風為百分

之四十，腦部外傷為百分之五十。

回到一開始的提問：光看一個人的臉或臉部表情，就能看出他有沒有失智嗎？中至重度的失智症患者也許可以從臉部表情、舉止動作或衣著外表看出端倪，輕度失智者則可能顯得冷漠，但冷漠症狀也可能隨著其他神經疾病出現。

因此，光看外表和臉部表情是無法診斷失智症的，都還是需要由專家來鑑定。

都八十二歲了，還需要做失智症檢查嗎？

★如果是「可逆性失智症」，就可以及時對症治療★

懷疑罹患失智症而就醫，有兩個主要目的：確定診斷與找出失智症的病因。

莫名地記性差，走不穩

八十二歲的陳女士從一年半前開始記性變差了，並且走路逐漸不穩，需要有人扶持。她並沒有出現頭痛或發燒的症狀。

家人陪她去醫院做了簡短智能測驗，在滿分三十分中得十分，因而診斷為失智症，醫師並安排她接受各項檢查以找出失智症的病因。她的甲狀腺功能、維他命 B_{12} 濃度，以及其他抽血檢查都正常。腦部的磁振造影顯示腦迴和海馬區有輕微萎縮，腦室卻明顯變大了，雖然懷疑是常壓性水腦症所造成的失智症，但核子醫學腦池攝影檢查（RISA）結果正常，並不支持此診斷。

不過，醫師仍判斷最有可能的是常壓性水腦症，於是做了「治療性診斷」，先根據這項診斷進行治療，如果有效，便可證明的確是常壓性水腦症。醫師先為陳女士做腰椎穿刺，放出二十五毫升的腦脊髓液，看看能否改善她走路的步態和認知功能，但不見效。

然而另一方面，引流出來的腦脊髓液經檢查卻呈現發炎反應，也就是腦脊髓液中的白血球（主要是淋巴球）增加，蛋白質升高，葡萄糖降低。此外，隱球菌抗原呈陽性反應，後續也培養出隱球菌。於是確定診斷為「隱球菌腦膜炎合併水腦症」所造成的失智症，這是「可逆性（或可緩解）失智症」的一種。

醫師對症下藥，給予抗黴菌藥物治療才三個星期，陳女士的病情果然明顯進步了，不但簡短智能測驗的得分上升為十七分，而且不需他人攙扶就走得很好。不僅陳女士和家屬高興，為她診治的醫護人員更受到鼓舞。

做檢查，有助於從容做規劃

並非所有的失智症都是退化性的阿茲海默症，**阿茲海默症只占所有失智症的六成左右**。

就算是阿茲海默症，儘管目前不能根治，但在輕中度時，也有藥物可能有助於減緩病情，患者還可參加研發新藥的臨床試驗；在此階段，照護者可以對其精神行為問題做出適當的調適與因應，並規劃長期照護對策等等，**並不是什麼事都不能做**。

除了阿茲海默症之外，還有其他類型的失智症，如：額顳葉型失智症、血管性失智症，以及許多其他疾病，就像陳女士得的可逆性失智症。「可逆性（或可緩解）失智症」約占所有失智症的一成，形成的原因包括：良性腦瘤、缺乏維他命B_{12}、甲狀腺功能過低、藥物的副作用、慢性腦膜炎、腦部硬腦膜下腔出血、常壓性水腦症和橋本氏腦病變等。

因此，懷疑罹患失智症而就醫，有兩個主要目的：

一、確定診斷

說不定是焦慮、憂鬱或正常老化，而不是失智症。

二、找出失智症的病因

尤其不要錯失可逆性失智症，以及時對症治療。

標準作業程序和醫師憑經驗判斷，缺一不可

陳女士所患的「隱球菌腦膜炎」其實不算少見，通常會出現頭痛、發燒等腦膜炎的常見症狀，診斷並不困難，但以失智症表現的則只有少數病例。

其實腦脊髓液檢查並不是失智症的常規檢查，但醫師因為懷疑是常壓性水腦症而做腰椎穿刺，並把引流出來的腦脊髓液根據常規送實驗室檢查，也沒有料到是隱球菌腦膜炎，只是福至心靈地勾選了「隱球菌抗原和培養」的檢查項目，才順利地診

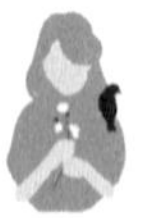

斷出來。可見**SOP的操作程序和醫師經驗累積的判斷，在臨床行醫上缺一不可。**

常聽到有人說：「長輩都八十幾歲了，有失智症又如何？吃藥也治不好，何必去醫院做檢查呢？只要在家裡，好好地照顧就行了。」

關於這個質疑，陳女士的例子是最好的回答。

她到底在和鏡子裡的「誰」說話？

★認不得自己了，還以為鏡中是另一個人★

她不認識自己年老的容顏，也分不出「鏡中人」與「實際人」的差別。

「鏡像自我錯認」的現象

七十八歲的陳女士罹患阿茲海默症，認知功能持續退化，生活起居需要人照料。最近一個多月以來，家人發現她常在晚上對著鏡子喃喃自語，甚至有時還聽到她對著鏡子說：「這些衣服是我的耶！」或：「有人來了，我要去睡覺了。」這些狀況都只在晚上發生，讓家人心裡發毛，外籍看護還懷疑家中上演靈異事件，陳女士在與鬼對話。

不認識自己，但是還認得別人

其實，這是**「鏡像自我錯認」現象：陳女士不認識自己的映像，誤以為鏡中影像是另一人，因此自然地與鏡中人交談。**

早在一九二八年，醫學文獻就有相關的病例報告，有位罹患了失智症的六十八歲德國男士一直走到鏡子後面，想送金錢和香菸給「鏡中的那位先生」。

鏡像自我錯認的現象並不常見，主要是發生在阿茲海默症或血管性失智症的患者身上。大約有百分之二．三到五．四的失智症患者會出現這種現象。不過，也極可能是因為有些家屬對於如此奇怪的症狀難以啟口，而使得相關數據被低估了。

有趣的是，雖然鏡像自我錯認者不認識自己在鏡中的影像，卻能認出身旁其他人的鏡中影像。

為什麼會發生鏡像自我錯認的狀況？關於這種現象發生原因的理論有很多，像是：患者的面部辨識能力缺失、空間辨別和執行能力障礙、視覺及情緒表達的失聯，以及自我感覺的衝突等等，但是都沒有共識。

認知退化愈嚴重，就愈容易發生

鏡像自我錯認一向被歸屬於「妄想錯認症候群」（Delusional misidentification syndromes）的一種。妄想錯認症候群的範圍很廣，包括「卡波格拉斯症候群」（Capgras syndrome）：患者認為他所熟悉的人（通常是配偶或家屬）被一位長相相同的冒充者取代了！又如「幻影寄宿者症候群」（Phantom boarder syndrome）：患者堅信有某個不請自來的陌生人住在家中。

可能導致妄想錯認症候群出現的疾病，除了失智症之外，還包括思覺失調症等精神疾病，以及右側大腦額葉受傷等神經疾病。

其實就症狀而言，鏡像自我錯認並非是一種妄想，而是一種錯覺。因為認知功能減退了，時光隧道倒退了，使患者不認識自己年老的容顏，也分不出「鏡中人」與「實際人」的差別。

看過小貓對著鏡中的影像亂跳亂抓，一副驚恐、迷惑不解的樣子嗎？人類是少數可以認識鏡中影像的動物之一，即使如此，幼兒也要到兩歲左右才能真正的區分清楚。還不到一歲的小寶寶被抱到鏡子前時，常以為鏡中的自己是玩伴，因此不是用手拍打鏡面，想摸鏡裡的人，就是想轉到鏡子後面去找這個玩伴。因而當失智症患者的認知功能退化到某個程度時，就開始分不清鏡中人只是反射影像罷了。

因此，鏡像自我錯認現象與認知功能的減退有關，認知退化愈嚴重，就愈容易發生。陳女士的鏡像錯認只在晚上出現，但隨著病情逐漸嚴重，有可能在白天也會發生，而且會愈來愈頻繁。

從平和到焦慮，以穩定情緒為優先

每個患者對鏡中人的反應不一。例如，陳女士很可能把鏡中人當朋友，跟她聊天。還有患者會問鏡中人：「我要去買菜，你要跟我一起去嗎？」

但另外有些患者則誤認鏡中人在監視自己，而且無所不在，因而感到驚恐、焦慮或憤怒，會叫喊：「有種你就出來！」甚至要攻擊鏡中人。

所以，處理鏡像自我錯認的方法因人及狀況而異。像陳女士的情況溫和，不造成困擾，更好像是交了一位朋友，家人在了解情況後就順其自然，不必大驚小怪或禁止她，必要時再轉移她的注意力，導入正軌即可。

不過，如果患者認為鏡中人是壞人、在監視自己或甚至偷東西等，而可能出現暴力行為時，最好把所有的鏡子都移走或用布遮蓋起來，以免發生危險。

文獻中也曾有這樣的病例報告：讓鏡像自我錯認的病人改用手拿的小鏡子，就不再發生錯認的情況了。這個例子或許可做參考。

藥物對鏡像自我錯認並無助益，只是如果因鏡像錯認而造成焦慮、混亂或被害妄想，以致影響自身健康或家人安全時，可以請醫師開立藥物，暫時控制其情緒。

對於和鏡中人交朋友的失智患者，就當他們是在一個我們都無法觸及、虛擬的時空世界，找到了安心之處吧。

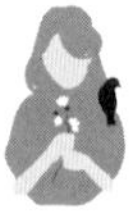

我不認識你，但我記得你的好

★忘記了實際的事情，卻忘不了深深的情感★

雖然不記得，但心仍柔軟、有感受，會記得誰凶他，誰對他好。

幸好，媽媽還記得我的好

以前看診時，有一次，我問一位阿茲海默症患者：「陪你來的這位小姐是誰？」

她回答：「我不認識她，但她對我很好。」

一旁的小姐聽到之後哭了，原來，她是女兒。她不僅是傷心母親的病情嚴重到不認得自己，更感動的是母親記得她的好。

記憶嚴重喪失，認知功能減退（記憶也是認知功能之一），但仍保留著情感上的記憶——這種情況其實不少，只是常被忽略。

記憶，有分近期的和長期的

記憶分為「近期」和「長期」。我們能夠記住事情，在腦中是這樣運作的：

一、近期記憶：外來的訊息傳入大腦後，經海馬迴神經細胞的登錄、鞏固，儲存為「近期記憶」。

二、長期記憶：接著，再經由神經纖維傳導至下視丘、視丘和大腦皮質，尤其是前額葉，儲存為「長期記憶」。

關於情緒記憶的研究

司管情緒的杏仁核位於海馬迴的前方，同屬於邊緣系統的一部分，與海馬迴之間有密切的神經網絡連結。因此，**情緒能夠增強記憶，甚至當記憶喪失時，我們還能保有「情緒記憶」。**

・被刺痛的感覺仍在

關於情緒記憶，最有名的例子是一九一一年，瑞士心理學家、同時也是神經科醫師的克拉帕雷德（Edouard Claparède），對一位罹患「高沙可夫症候群」，導致罹病後所發生的事都不記得的女性病患所做的實驗。

他在手裡預藏了針，和病人握手時，刺痛了病人（現在的醫師不會這樣做）；下一回見面時，這名患者既不記得自己見過醫師，也不記得曾被刺痛的事，可是克拉帕雷德要跟她握手時，她卻把手縮了回去。

・還是能建立新的情感關係

有一篇來自英國班戈大學，二〇一一年發表於《實驗性老化研究期刊》的論文，更藉由一位A先生在「愛荷華賭局作業」（Iowa Gambling Task）的表現，顯示失智症患者仍有情緒記憶的學習能力。

這個賭局作業有四副牌，每翻出一張牌就會有不確定性的回饋，可能是獎賞（贏錢），也可能是處罰（輸錢），非常複雜而無法以認知能力預測，到後來幾乎是情緒性的抉擇。

七十一歲的A先生罹患阿茲海默症六年，有嚴重的近期記憶減退現象，但他在賭局作業中的表現，與十位年齡相近的正常認知者並無差別。就醫期間，他還和另外三位阿茲海默症患者建立朋友關係，雖然每次見面都像第一次，也不記得上回的談話內容，但只要一交談，他們就恢復了朋友關係。此外，在某一回不愉快的會談後，他特別不喜歡那位會談的醫師。

另外還有一個例子：美國第一位女性大法官歐康納的丈夫罹患阿茲海默症十多年，已不記得妻子。但他住到安養院後，卻與院裡的一名病友發生羅曼史，建立了新的情感關係。

雖然他們不會表達，可是感覺得到

有些重度失智者經歷了好幾位外籍看護人員的照顧，失智長者雖然不會表達，但可以看出他跟哪位看護人員比較親近或配合，很可能是這位看護的照顧比較周到、親切，而在失智長者的腦海中留下好的感覺和印象。

這種情況很像小孩。幼兒在兩歲半前，對發生過的事件幾乎是沒有記憶的，但他們可能可以分辨出哪些人是「好人」（比如母親），或者哪些人是曾經凶過他，甚至打過他的「壞人」。別以為「孩子還小，什麼都不懂」，即使是幼兒，對外人還是有情緒記憶的。

失智症者常重複問問題很煩人，生活不會自理又很累人，有時，照顧者身心俱疲，免不了會大小聲或沒有好臉色。不過，雖然失智者不記得，但心仍柔軟、有感受，而且還可能保有情緒記憶，會記得誰凶他，誰對他好。所以照顧者也要適時紓壓，自我調適，不要讓失智者感受到你的負面情緒，這對雙方都是非常有助益的。

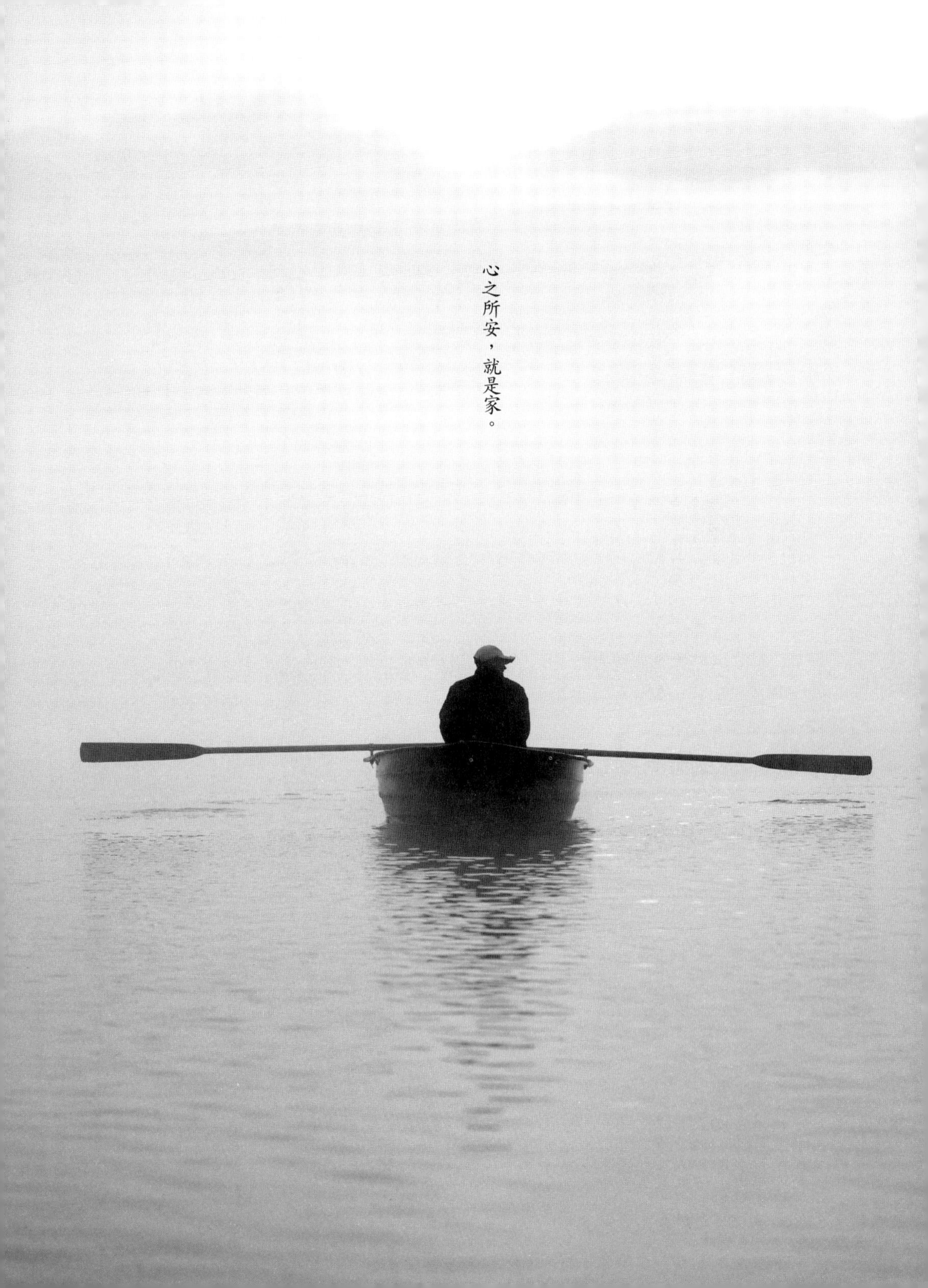
心之所安，就是家。

我要回家！失智者令人心痛的渴望

★或許，他是在尋找「家」的感覺★

當心智逐漸退化，記憶也隨時光隧道倒退回小時候，他們再也認不得眼前的家。

「這裡不是我家！我要回家……」

罹患阿茲海默症的七十八歲陳女士雙手各提著一個紙袋，裡面胡亂塞了多雙襪子和幾條毛巾。她一邊朝著門口走去，一邊說著：「我要回家……」照顧她的外籍看護說：「阿嬤，這裡就是你的家啊！」不讓她出去。

陳女士站在門邊不肯離開，滿腹的委屈全寫在她惱怒的臉上。

當阿茲海默症患者的心智逐漸退化，記憶也隨時光隧道倒退回小時候，使他們認不得目前的家，因而認為「這個房子不是我的家」，但他們還能說出老家的地名和父母親的名字。

病情較輕者，跟他解釋時，他好像能接受，但聽完後馬上忘掉，過了一下子還是要回家。病情較重者，則怎麼解釋給他聽都沒有用，因為**患者的記憶已回不來了，如果堅持據理力爭，反而讓雙方都怒火高升，患者也會覺得自己被欺負，情緒更加混亂。**

安慰，安心，安撫

遇到這種情況，不妨運用下列這五種方法應對。

一、帶他出去走走

告訴老人家要帶他回家，出了門之後，問他往哪裡走，他可能也說不清楚，也許在外面逛不到半個小時，老人家就滿意了。

當年，我九十五歲的母親失智，認為她已住了七十年的房子不是她的家，要我帶她回家，還對我說：「你若帶我回家，我老母嘛會拿糖給你吃！」

母親因腰椎動過手術，走路不便而坐輪椅，她一會兒指東，一會兒指西，我推著輪椅在附近的馬路上東南西北走一圈，母親滿意了，也累了，最後同意改天再回家。

二、讓他感到安心

對大部分的人而言，家是一個熟悉、溫暖、舒適又安全的地方。小孩子到了陌生的地方，不是常吵著要回家嗎？所以患者也許不只在找老家，更是在尋找「家」的感覺。因此，可以問問老人家：住哪裡？家裡有什麼人？父母親做什麼工作？還可以請他看家人的老相片，聊以前的故事，**讓老人家安心，把家的感覺找回來。心之所安，就是家。**

三、轉移他的注意力

可以提議吃點水果、外出散步、逛百貨公司，或其他患者喜愛的活動，轉移他「要回家」的念頭或行動。

四、以善意的謊言安撫他

有一次在吃晚飯時，母親突然表示要回家，還說：「我老母在等我吃飯。」有豐富照顧經驗的嫂嫂安撫她說：「剛剛打電話給你老母，你老母說天色已暗，你家的山腳路沒有電燈，走路危險，要你在這裡過夜，明天再回家。」母親想了想之後，說：「這樣也好。」

五、大門要上鎖

以防患者晚上自行開門，出外遊走或走失。

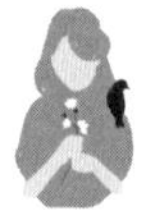

失智的自然過程，只能自然接受它

每位失智患者的情況不同，照顧者需隨時應變，但**不要挑明說：「你在這裡已經住了三、四十年，你的老家早就沒了。你年紀都這麼大，你父母早就不在了。」**也不必真的帶著老人家回老家看看，因為很可能景物全非，也可能與老人家的記憶不相符，徒增傷感。

更不要認為自己如此盡心照顧，老人家卻不認同這個家，而自覺做得不夠好或委屈，其實，**這是疾病的自然過程之一**。

失智症患者的手術，不只是手術

★一直想扯掉管子，吵著要下床，還產生了視幻覺★

最好的方法是家人在旁陪伴，讓病人安心，且不厭其煩地一再告知。

動手術後，出現了「視幻覺」

罹患中度失智症的七十九歲陳太太近年來出現頻尿狀況，在餐廳吃一頓飯，會去洗手間四、五次，有時解不出小便來，她還擔心為什麼沒有尿——其實她是忘了自己剛剛才去過廁所。

她並沒有發燒和小便灼熱感等感染症狀，家人以為她的頻尿只是因為容易緊張，並且忘了已上過洗手間。

陳太太如廁和盥洗都可自理，但有一次拉肚子，家人幫她清理時，發現她的下身有個比乒乓球略小的球狀隆起，不痛也不癢。

她原本就知道這個球狀隆起的存在，但說不出有多久了，於是家人帶她去婦產科門診就醫，醫師診斷是陰道膀胱壁下垂，建議做修復手術，需時約三十分鐘，要做全身麻醉。

陳太太對手術不完全理解，但對醫師有信心，加上飽受頻尿的困擾，所以很願意接受手術。雖然她沒有心肺疾病、高血壓或糖尿病等問題，但因年齡大，而且有失智症，家屬了解動手術和麻醉有一定的風險，也曉得膀胱壁下垂可能只是頻尿的原因之一，因此在手術後，頻尿不見得會完全消失，但至少會改善。

住院當晚，從來沒出現過「視幻覺」（比如看見昆蟲或人、物體等）的陳太太，可能是換了新環境的關係，一直說牆壁上有許多昆蟲，要照服員去打昆蟲。

第二天的麻醉情形順利，手術也很成功，但整個晚上，陳太太精神奕奕，兩眼炯炯有神，毫無睡意。她忘了手上為何有點滴，身上為何有尿管，想把它們都拔掉，並要下床小解。雖然跟她解釋的當下她聽懂了，但沒過幾分鐘就忘了，整晚一再重複同樣的行為和問題。雙手還不斷地把玩被套，說那是毛線衣，摺好了要寄給她的老母，讓照服員分秒都不得休息。

於是，陳太太的兒子端了張椅子坐在母親床邊，握著她打點滴的那隻手，讓她無法亂扯，而讓母親的另一隻手繼續把玩被套，他自己頭靠著床欄，偶爾打個盹，如此平安地度過了住院的第二晚。

隔天一早，將點滴和尿管拔除之後，陳太太行動自由了。接下來的兩個晚上雖然仍有幻覺，譬如：覺得被套髒了，或床上有水，一直要擦拭，但比前兩天好多了。

第五天出院後，一回到家，陳太太所有的幻覺都消失了，回復到她在手術前的認知狀況。

除了失智，也會有其他病痛

陳太太的例子，點出了照顧失智症患者可能面對的問題。

・不舒服，有時候不好意思說

失智症長者有病痛或身體有異狀時，常不懂得表達，尤其是在私密處，更不好意思說出來，因此必須靠家人或照顧者細心地觀察。

重度的陰道膀胱壁下垂雖然不是致命的病，但是會影響生活品質，即使是失智症患者，還是值得動手術治療。

・急性的精神混亂「譫妄」，住院時更容易出現

失智症患者在接受手術後，容易出現「譫妄」現象，難以遵醫囑，所以更需要家人和照顧者花心思照顧，小心處理。

譫妄是一種急性精神混亂。與慢慢發生的失智症不同，譫妄常在幾個小時或幾天內出現，主要症狀是：注意力不集中，意識狀況起伏不定，有時看來很警覺，有時卻變得迷糊，還會出現記憶和認知功能障礙，並且容易有「視幻覺」，甚至可能出現被害妄想。有少數人會扯掉身上的管子，想要下床，若被制止，可能會暴力相向。

譫妄通常是受到一些因素誘發，如：身體病痛（像是感染、發燒、電解質不平衡或脫水等）、藥物、陌生環境或手術等，當這些誘發因素解決後，譫妄也會跟著消失。

除了誘發因素外，某些人比較容易出現譫妄現象，比如老年人、失智症患者；有此傾向者，縱使誘發因子不嚴重，也可能會發生，例如：失智症患者可能因輕度尿道感染而出現譫妄。

但另一方面，年輕人雖然沒有譫妄傾向，可是遇有嚴重的敗血症時，也可能有譫妄的情況。

住院病患的譫妄其實比我們想像中常見，文獻報導約有百分之十的內科住院病患、百分之三十的老年人手術後，以及高達百分之八十的加護病房中使用呼吸器的患者曾有過譫妄，只是有些輕度的譫妄容易被忽略。

譫妄的預防和處理

要注意的是，譫妄會增加治療和照護的困難、誘發併發症及延長住院時間等，因此預防和處理很重要。

一、預防

譫妄的預防主要從去除誘發因素著手，如：避免感染、慎用含抗組織胺等感冒藥物等。

二、處理

還要有心理準備，認出譫妄的初期症狀（如：胡言亂語或精神異常亢奮），加以安撫，並做妥當處理。若症狀嚴重而可能造成傷害時，醫師會給予抗精神藥物，但要注意這類藥品會有嗜睡、走路不穩等副作用。

其實，最好的方法是家人在旁陪伴，讓病人安心，且不厭其煩地一再告知。就像陳太太的兒子整晚握著母親的手不讓她去扯身上的管子，並讓她另一隻手忙碌地把玩被套，家屬雖然筋疲力竭，但可以免去譫妄所帶來的風險。

陪失智的患者就醫，需面面俱到

★不只要關注失智的狀況，還有其他疾病的徵兆★

失智長者和其他老年人一樣會生病，例如：肺炎、心血管疾病，以及跌倒等意外。

失智的她，也有胃食道逆流

八十歲的陳女士罹患中重度阿茲海默症，定期在門診追蹤，並服用抗失智症藥物。她喪失了近期記憶，說話表達困難，無法講出完整的句子，且動作緩慢，步伐小，平衡差，生活起居需要家人和外籍看護人員照顧。但她仍然可以自己進食，享受食物的滋味。

兩個多月前，陳女士開始咳嗽，尤其晚上睡覺時更是頻繁，嚴重影響到睡眠，必須把枕頭墊高，甚至坐著睡覺。所咳出的大都是如口水般的黏液。

陳女士並沒有發燒，不過剛好家裡有人感冒，家人以為她是被感染了，在住家附近的診所就醫多次，但服用一般咳嗽藥，情況不見改善。

一週前的晚上，陳女士就寢時一躺下去就咳嗽，咳到眼淚、鼻涕直流，並且嘔吐多次，吐出了咖啡渣樣物。整晚沒睡的她顯得非常虛弱，於是第二天一早，家人送她到大醫院掛急診。

在急診室，她又吐了一次，幸好看護隨身攜帶塑膠袋，把嘔吐物留起來給醫師看，驗出了強烈的潛血反應，表示嘔吐物裡有肉眼看不到的血，也就是有腸胃道出血。住院後，接受上消化道內視鏡檢查，發現她有胃食道逆流疾病，併發逆流食道炎和胃黏膜糜爛。

醫師以氫離子幫浦阻斷劑治療，讓陳女士出院後繼續服用，效果良好。這下子，不僅她能睡得好，全家人也總算可以好好睡覺了。

從病徵到住院，要注意五件事

從這個例子，可以思考幾件事是照顧失智長者時要注意的。

一、對於阿茲海默症病人，不只要關注失智的狀況

阿茲海默症病人並不是只有失智，而是和其他老年人一樣會生病。最常見的是肺炎等感染，其次是心血管疾病，而且較易發生跌倒等意外。

失智症患者常不會適時地正確表達不舒服的症狀，需要照顧者仔細觀察，才能找出問題所在。

二、老年人的疾病症狀常常不典型，生了病，不易及早發現

例如：陳女士並未出現胃食道逆流的心口灼熱徵象，也沒有胃酸逆流的典型症狀，而是以慢性咳嗽和躺下去就咳嗽導致睡眠障礙來表現。

一年來，她的口水多到常往外吐，食量減少，體重稍輕。家人認為人老了，胃口當然也跟著減少，回想起來，這些可能也是胃食道逆流的症狀。

三、失智長者看急診，至少需要兩個人陪伴

一個人推輪椅並顧著老人家，扶老人家起身，以免跌倒。

另一個人要詢問急診室的動線，比如：掛號、抽血、照X光、送檢體檢驗、繳費和辦住院等。

急診室人多，看診的等待時間因病情輕重而定，因此需要安撫不耐久坐輪椅的失智病患。

四、一開始就讓院方知道病人有失智症

家屬是失智病人與醫療人員之間溝通的橋梁，最好在一開始就告知院方，患者有失智症，讓醫療人員能在有限時間內，做出適當的因應對策。

像陳女士只能說出自己的名字，並回答現在是否有肚子痛等簡單問題，病情則需靠家屬陳述，而且她的語言能力退化到常只聽得懂台語（她的母語），這時，就要請醫療人員盡量以台語溝通或用手勢表示。

陳女士的動作緩慢，上下病床或檢查床都需要有人協助，必須要醫療人員一個口令、一個動作，才能避免發生意外。幸好，大部分的醫療人員都能夠理解陳女士「是不能也，非不為也」，而給予幫助。

五、失智長者住院時，要預防譫妄（急性精神混亂）

失智症本來就是譫妄的危險因子之一，當患者到了一個陌生環境，更容易發生譫妄，因此要善加預防。

例如：為了第二天早上的無痛胃鏡檢查，護理師要先在前一晚替陳女士打點滴，以便隔日麻醉醫師可以在點滴中注射藥物。但因陳女士晚上會一直把玩手上的點滴，想把它拉掉，更容易發生譫妄現象，於是家人商請護理師到第二天早上才打點滴。

這些看似是小事，卻會大大影響到病人的生活品質，因此建議患者的情況只要能夠出院，就趕快出院。

失智症患者本來就需要人照顧，一旦生了病，由掛急診到住院，中間的各項檢查和治療，都需照顧者施以細心、耐心、智慧和體力。

而除了主要照顧者外，還需要其他家庭成員和醫療人員同心協力，才能安然度過這個疾病的關卡。

懷疑爸媽失智？請先檢查藥物

★不是每一種藥都可以自行停用★

老人家的用藥清爽，才能看到具體療效，並減少對於所用藥物的不良反應。

是失智？還是吃藥的副作用？

今年七十三歲的張先生在十年前由於左側大腦中風，導致右側肢體無力與出現「失語症」，之後便定期服用抗凝血藥物以預防中風。多年來，他的復原情況良好，只是說話的速度較慢，有些字眼會講錯。

一年前，他因情緒低落及胃食道逆流去看腸胃科，醫師開了一種藥，早、晚各服半粒；兩個星期後，改為早、晚各一粒，並給予慢性處方箋。

張先生連續吃這種藥將近六個月後，家人們發現他的思考和反應明顯變慢，不但整個人都慢半拍，同時記性也變差了。

在外地的女兒每個星期回家，看到父親的情況愈來愈差，擔心他是得了失智症。她憂心地上網查找相關資料，卻發現也有可能是吃藥的副作用，便先試著自行停藥看看。

停止服用這種藥物大約一個月後，張先生的反應和記性就恢復到原來的樣子，讓家人們都鬆了一口氣。

藥愈吃愈多，可能會互相影響

張先生的情形，在一般熟齡族身上還滿常發生的。年紀愈大，藥難免愈吃愈多，隨之而來有兩點是我們要注意的。

・年紀大了，藥物代謝慢，易產生副作用

懷疑長輩失智症，尤其是病程發展快速時，要先考慮是否有「可逆」（可緩解）的因素，比如：憂鬱症、腦外傷與藥物的影響等。因此，要把最近在吃的藥拿出來檢查，看看是不是藥物的副作用。文獻報導，在疑似患了失智症的病人中，約有百分之二到十二的比例，其實是藥物的副作用造成的。

有許多藥物會影響專注力和記性，甚至會造成精神恍惚，或者出現幻覺。雖然這些副作用發生的機率低，而且是因人而異，但老年人因藥物代謝慢，比較容易出現。

這些藥物包括：抗乙醯膽鹼、抗組織胺（如感冒藥），抗精神、抗憂鬱、抗癲癇藥物，鎮靜劑、安眠藥，甚至是某些止痛劑等都是神經科和精神科的常用藥物。

但要強調的是，這些藥物都有它們的重要療效，副作用發生的機率也不高，不要因為擔心副作用而不敢吃。**如果出現了副作用，先和醫師討論，再決定是否要減量、停藥或換藥。**

・用藥「清爽」，才能有具體的療效

年紀大了，身上常常不只有一種慢性病，因此難免同時得吃多種不同的藥，加上隨時會發生新的大小病症，如感冒、便祕或肺炎等，又加了新藥。如此多重、甚至重複用藥，加上藥物之間的交互作用等，容易導致新的問題。

以下是一個女兒為八十二歲的母親細心記錄的用藥筆記，很多人可能覺得讀起來很熟悉。

每次媽媽去看醫生時，會跟醫生說她早上頭暈，晚上多夢、亂想，睡不好，還有前一天沒排便，有胃酸，會吐……於是藥一粒粒地加，只要她說一個症狀，醫生就可能加些什麼藥。

吃藥吃了六、七年，她身上的各種症狀還是都在。

一年前，醫生幫她換了一種新的安眠藥，結果我媽退化的反應嚇到我了。我發現原來她一天到晚說頭暈，可能是因為吃了那些藥！所以我們兄妹自作主張（先做了再說，怕醫生不同意）：一粒粒停藥，先停掉安眠藥，再停抗焦慮藥，也有些藥是先減量。總之，這一個月已減到只吃抑制胃酸和降血壓的藥，共三粒半。

三個月來，我媽變得比較有想法、有意見，腦袋愈來愈清醒，也比較少聽她說頭暈了。

我們兄妹還在觀察她，希望我們是對的。

老人家的用藥「清爽」，才能看到具體療效，並減少對於所用藥物的不良反應。

平時就做到這四點，更能夠掌握藥物

有時在門診的診間，家屬會把老人家所有的藥都倒出來，一一問我們哪些藥非吃不可、哪些可以停掉，只是這非常耗時，如果平常就能注意、預防，效果會更好，不妨從這四點去思考：

一、在同一家醫院看診

縱使看不同的科別，但是在病歷裡都有用藥紀錄，尤其現在是電腦作業，容易管控，也比較不會對病人重複給藥。

二、抄寫藥名與劑量，或者用手機照相存起來

同樣的藥物，各家廠商會有不同的商品名，所以抄寫藥名時，還要包括藥物的英文學名，好正確溝通。更不要只帶紅、黃、藍、白的各式藥物到門診，沒有包裝、沒有藥袋，因為光憑藥物的外表，醫師是認不出藥名的！

三、了解為何要吃這種藥，以及它有什麼副作用

雖然醫師會解釋，藥袋上也有藥的適應症和副作用，但門診時間有限，往往無法全面解說。所以最好詳讀藥品的使用說明書（仿單），或者上網進一步了解。但不要被列出的眾多副作用嚇到了。事先了解，主要是為了萬一出現某種症狀時，我們會知道是藥物的副作用，而不會以為又得了另一種病。輕微的副作用可不處理，若嚴重則需提早就醫。

四、不是每一種藥都可以自行停用

像是治療心律不整、預防心肌梗塞和腦中風、抗高血壓的藥物，不能自行停用。若來不及去看診而要自行停掉其他藥時，請記得：**一次只停一種藥，觀察一段時間後，確定沒問題時，再停第二種藥。**當發現有些藥不必服用時，不妨請醫師不要再開，以節省醫療資源。

總之，用藥需要觀察藥物的療效和副作用，耐心地做必要的調整，找到醫病溝通的甜蜜點，才能達到治病的目的。

二

心情

優雅地邁入老年

★自珍與自足，活得自信又自在★

做到行事自由，心中自在，待人圓熟，就是老年的優雅境界。

顏面神經麻痺，沒人發現

王女士七十歲了，仍然面貌姣好。最近幾天，她突然出現右側顏面神經麻痺，笑起來嘴角歪向左邊，兩側眉毛看起來一高一低的。由於是輕度症狀，她講話時雖然嘴巴有點歪，但是在吃東西時，湯水還不至於從右嘴角溢出。

這種輕度的顏面神經麻痺大多會在約三個星期後恢復，可是六天後剛好有個聚餐，她憂心忡忡地想：嘴巴歪歪的，怎麼去見朋友？

不過，轉念一想，參加這場聚會的都是老朋友，而且生病又不是見不得人的事，所以最後她還是赴約了，但她在心裡打算先不講，等有人發現時再解釋。

結果，十個女人圍著圓桌坐，吃飯、聊天，竟然沒人發現她嘴巴歪！只有一個朋友看著她說：「你最近是不是瘦了？」……當然沒有！

這件事讓我體會到，人，其實沒有自己想像中的重要。**別人不見得有那麼注意你，你也不用太在意別人的看法。**常常是我們覺得事情很嚴重，別人卻認為沒什麼，甚至根本沒察覺到。

珍愛自己的人，自然就顯得優雅

日前參加一個「如何優雅邁入老年」的座談會，與會者大部分都是五、六十歲的職業婦女。年紀輕的談及對老年的期許，已步入老年的則現身說法。有位女士說她現在是「優雅地賺錢」，因為事業基礎穩固，她可以選擇自己喜歡的客戶，做她喜歡的工作，羨煞人！

一般人沒有她的優勢，但是，同樣可以做到經濟獨立不求人。此外，只要穿戴得宜，乾淨、不邋遢，自顯優雅。還要有健康的身體、喜愛的嗜好，以及一起吃、喝、玩、樂的老伴或老朋友，並且要懂得享受一個人的獨處時光，像是看書、上網、健行或發呆。**一個珍愛自己的人，煥發出自信、自在的光采，自然就優雅。**

三大觀念，做好心理調適

然而，當時間到了，各種疾病便可能一一出現，除了不要排斥就醫、治療，還要坦然接受生病和年老所帶來的種種不便，因此，做好心理的調適很重要。可以從這三方面來思考。

一、請人幫忙，不害怕

社會的人情味漸薄，無論「幫助」或「被幫助」，好像都需要一點勇氣。許多人年輕時叱吒風雲，尤其職業婦女是工作和家庭兩肩挑，一直都是「強者」，因而往往不習慣請他人幫忙。

但如果生了病，比如得了輕度巴金森氏症，行動緩慢，或是年紀大了，力氣不夠，飯店洗手間的門重得拉不開，或自助餐餐檯的菜放得太遠而夾不到等，就請朋友或旁人幫忙吧！

一般人都會很樂意隨手助人的，而且有些人其實很想幫忙，卻因怕被拒絕而不敢伸出手，這時，只要你開口要求，對方正好求之不得。那麼，你就優雅地接受幫助吧！

二、慢活，自在，不求快

老了，縱使沒病痛，還是會出現老化的跡象，最明顯的是動作不再矯健，思緒不若以前敏捷了，無法同時處理很多事情。因此，凡事要為自己預留時間，比如外出時，提早十分鐘出門吧！另外，人多的場合不去湊熱鬧，多一些從容，也多一分自在。

一次只做一件事情，事事專心，一件一件來，其實效率並不差，而且能讓自己保持氣定神閒。

三、圓熟，豁達，不強求

見到車子闖紅燈，不再像年輕氣盛時那樣指著車主大罵，而是自己小心地過綠燈，以安全為重。

好好過生活，**不勉強做自己不喜歡的事**，對別人的看法不用太在意，就如王女士的經驗。

做到行事自由，心中自在，待人圓熟，達到孔子所說的「七十而從心所欲，不踰矩」，就是老年的優雅境界了。

後青春的優雅：有老伴或老友，也享受一個人的獨處時光。

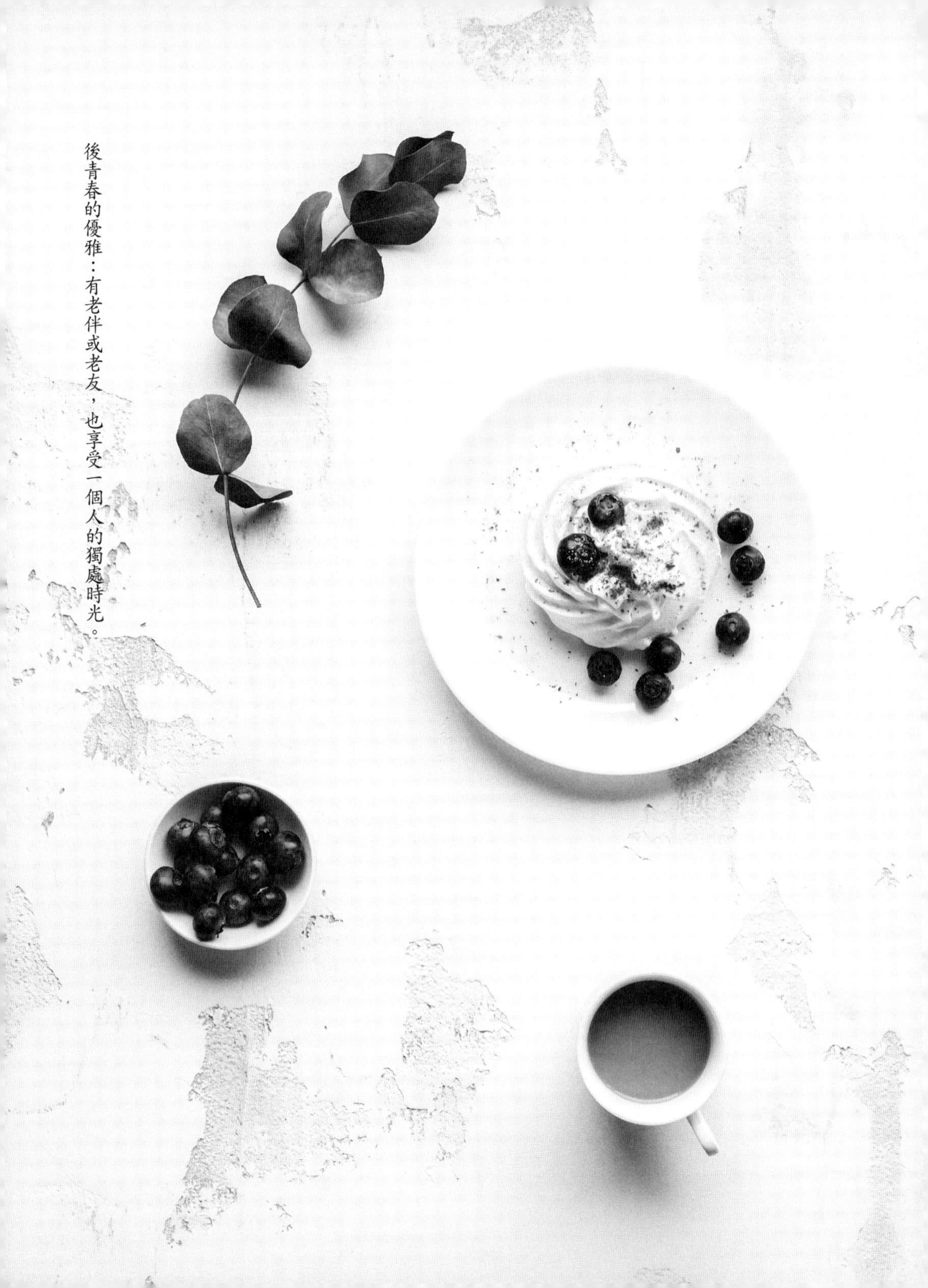

做個獨立的熟齡族

★預先為老後的生活做好安排★

既然年輕時沒有付出，現在老了，就要學會好好地照顧自己。

小時候的志願

小學五年級時的某個晚上，和幾位要好的同學在我家二樓屋頂的平台上，吹著涼風，仰望星空，每個人輪流大聲地說出自己的志願，一個比一個遠大。我的志向是當科學家，而且是個得到諾貝爾獎的偉大科學家。那時我想，諾貝爾獎每年都頒發，年年有新人得獎，我這麼用功，年紀還小，來日方長，應該不會很難吧。

上了初中，逐漸務實。家裡做生意，難免要送禮或在家宴客，常全家總動員忙著張羅——眼看著好東西都送人、好吃的都讓客人先吃，只能悄悄希望客人不要把我愛吃的都吃光，於是，我「立志」將來長大不送禮，也不在家裡宴客。

母親每天料理三餐，早起煮好早餐，再去市場買菜，準備煮中飯，飯後洗碗刷鍋才結束這一頓，馬上又要準備晚餐……日復一日，整天忙得團團轉，埋沒了母親的聰明才智。看在眼裡，我決定將來長大後不要整天煮三餐，也不要做家事，而要把時間用在該用的地方。

所以，我當了醫師

一個家境小康、外貌平庸的台灣女孩，長大後如何才能不用煮三餐、做家事，那就是要有一技之長，要能掙錢，然後請人煮飯和打掃，每個人的專長不同，該讓別人賺的，就應當讓人家賺。當然，也可以找個有錢老公或嫁入豪門，但我條件缺缺，有自知之明。

而哪個行業可以不必送禮？就是大企業家也要送禮給主顧呢！我左思右想，發現去診所看病時，不但給醫師的醫藥費不能講價，許多病人在感激之餘，還會送醫師水果或土產等，而且從沒看過醫師送禮給他人。於是我立志當醫師，不僅能濟世救人，有成就感，更重要的是收入穩定，可請人幫忙做家務，不用送禮，也不必請客。

剛好，我喜歡念書，也不怕考試，如願以償地考進了醫學院。五年級時開始到醫院見習，有一次輪到去婦產科，第一次看到孕婦生產，那呼天搶地、撕裂人心的疼痛叫喊，讓我決定以後不生產。人類有許多痛苦無法避免，但生產之痛是可以自己選擇的。但是當年，結婚之後生兒育女、傳宗接代是理所當然，怎可結婚而不生育？於是，我決定終身單身，免去生育之痛。當然，沒遇到令人昏頭轉向的愛情，讓我的這個決定更加順理成章。

醫學院念到第七年，需到醫院實習一年，輪流在每個科別實習一個月，這正是考慮將來要選擇哪個科別作為畢生志業的好時機，我卻每到一科就排除一科。

先是到小兒科，發現小孩的點滴，尤其是嬰孩的頭皮針非常難打，非我所能。婦產科要開刀，我笨手笨腳。第一次上刀時，負責拉鉤並剪線，主治醫師還特別叮囑我在剪線時，不能剪到他的手套，結果我第一刀喀嚓下去，就把主治醫師的手套剪破了，他只好重新刷手，換新手套。耳鼻喉科和外科也要動刀，我連病人手術結束時的皮膚縫合都縫得不漂亮。於是，兒科、婦科、耳鼻喉科和外科都被我排除，或者應該說是這四科都排除了我。

幸好，最後一站來到內科，靠的是讀書、思考、判斷、印證、用藥與溝通，我如魚得水，開始優游於浩瀚的內科領域。

現在，做個獨立的熟齡族

日子在醫療、研究和教學中快速打轉，轉眼之間退休，有了搭台北市公車會嗶三聲的老人悠遊卡，又很快地踏入七十歲，我終於相信，當年「得到諾貝爾獎的偉大科學家」的志願只是個美麗的夢想。

不過，「人生七十才開始」，台灣女性的平均壽命是八十三歲，那麼我還有一、二十年的光陰，可以再立個志願。眼看著身邊的親朋好友一個個進出疾病王國，不曉得哪一天會輪到自己，於是我的志願變成：**趁著身體還行，要好好生活，享受每一天，珍惜身邊的人，繼續沒有壓力的終身學習，並做好疾病隨時會來造訪的心理**

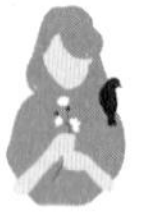

準備。

當初立志不婚、不育，享受一個人的自由自在，今日成了獨居老人，而既然年輕時沒有付出，現在老了也不要冀望有人照顧，所以，我預先把老後的生活安排好，到時走得瀟灑，快意畫下人生的句點。

享受「被忽略」的自在

★我就是唯一的限量版，不用羨慕別人★

自重、自尊，接受自己的外表，進而大方欣賞別人的美麗與優雅。

快樂的矮個子

我的個子矮小，看來沒有威脅感，比較不會成為挑釁的對象，甚至還因為看起來像弱者而額外受到照顧。有一年在夏威夷參加醫學研討會，輪到我上台時，我的第一句話是：「大家看得到我嗎？」立刻引起哄堂大笑。工作人員趕緊把講台上的花移開，並搬來腳墊，讓我終於可以露臉，接下來的演講自然輕鬆過關。

年輕時在美國，有一回我在一家速食店排隊等著點餐，總算排到了第二順位，前面的男士點完餐後，接受點餐的櫃檯服務人員大聲叫：「下一位！」她的眼睛卻看著排在我後面的一位男士，直到我前面的先生走開了，她才發現我，驚奇地笑說：「There you are!」（你在這裡！）原來是前面的壯碩身軀把矮小的我完全遮住，而後面那位人高馬大的，怪不得人家看不到我。

不被看見也有好處，有一次，我應邀到台北的一家醫院演講，結束後擠進電梯裡要下樓，聽到兩位年輕醫師的對話：「這麼忙還要來聽演講，不過今天的演講很棒，值得聽。」我仰起頭，微笑地對他們說聲：「謝謝。」愉快地踏出電梯門。當然，也有可能聽到批評或不滿，那時就聳聳肩，繼續當個隱形人吧。

矮小自然會有許多不便，比如以前台北市公車的吊環好高，我根本拉不到，幸好已改善，而且如今我也可以坐博愛座了。此外，習慣了就有因應之道，像是看電影時，前方如果坐了一位高個子，我眼前的銀幕立刻只剩左、右兩邊，所以買票時，我都要求坐走道位置，並非為了逃生或上洗手間方便，而是縱使被擋，也只被擋住邊邊一個角落。

自由的小女兒

出生於戰後嬰兒潮前段班的我，有兩個姊姊和一個哥哥，本來父母想要再生個男孩，我卻不知趣地來報到。當時的台灣家庭普遍重男輕女，做子女的也都認為理所當然，當女兒的更是認命，不會冀望從父母那裡得到太多的關注。父母把所有的期望和壓力都放到獨生子頭上，身為么女的我從小就不受注意、不受管束，反而能自由、快樂地成長。

上了小學，發現上課很有趣，考試考得好還會被老師稱讚，加上那個年代，小鎮上的小朋友們不曉得讀書的重要，於是我一直名列前茅。這個長得既不可愛、又不乖巧的么女開始讓父母引以為傲，當時有位長輩還稱讚我說：「豬不肥，肥到狗。」說我這個小女兒的功課表現比哥哥強。

後來，我還觀察到老師喜歡三類學生：一是家中富有，二是長得漂亮或多才多藝，三是功課好；前兩項我都不夠格，只有第三項，我能靠努力念書達到。加上當時父親對我說的一句話：「你能念到多高，家裡就讓你念到多高。」聽起來好像是：如果你不往上念，家裡也不會勉強你。於是，我就一路念到了醫學院畢業。

做我自己

在成長的過程中，也有迷惘的時候，青春期最難熬，覺得人生虛無，加上自己身材矮胖，臉蛋平庸，開始對自我充滿質疑。幸好，我在初二時遇到一位好導師，她與我在校園的椅子上長談了一個小時，其中有句話讓我豁然開朗：

「不管你長得怎麼樣，你是獨特的、是唯一的，沒有辦法複製另一個你。」

沒錯，不僅外貌，連個性、腦筋都無法複製，「我」就是唯一的「限量版」，不用羨慕別人。

從此，我自在地做自己，自重、自尊，接受自己的外表，進而欣賞別人的美麗與優雅。縱使與一群雍容華貴的高挑美女拍照，我不怕破壞畫面，總是在心裡說：**「沒有我，怎能襯托出大家的美麗呢？」**然後高高興興地入鏡。

如今銀髮閃閃，我時常在心頭想點快樂的事，微笑自然浮上容顏，希望多些圓柔線條。

曾經讀到一篇發表在二〇一七年《臨床心理學評論》的論文，討論同樣遭遇失敗或犯錯，為何有的人情緒比較不受影響。論文表示，這種穩定情緒的韌性主要來自三個因素：**自尊、正面思考的風格，以及所處的社交環境不要求完美。**

回想自己這大半生：從小因不受注意，反而無拘無束；不受重視，而曉得要靠自己；在成長過程中，漸漸學會接受自己的不完美，並且凡事往好處看，緊緊抓住自己會念書的唯一強項，建立了自信。這段人生歷程，還真有點符合這篇論文所說的「韌性」呢。

出國旅遊的五大注意事項

★安全、體能和隨身藥品的準備很重要★

準備一顆寬容的心，和放鬆的心態。

藥物的副作用，造成全身無力

我們高爾夫球隊到日本打球，有位球友在打第一場球時覺得身體無力，使不上勁，因而表現失常，成績不甚理想。

原來在出發赴日前，醫師為他開了一種降血脂的「司他汀」（statin）類藥物，他已服用兩次。他猜測也許是藥物的副作用影響，問我比賽的這幾天能不能停藥。既然他的膽固醇只是偏高，而且司他汀並不像降血壓或降血糖藥物那樣，驟然停藥會讓血壓或血糖飆高，所以我建議他可以先停用，等回台灣後，再去找醫師討論是否把藥減量，或改換其他的司他汀藥物。

結果，他後續的兩場球恢復了好水準，還得了獎。

牙痛不是病，痛起來卻要人命

另一位球友在日本時牙痛加劇，可是在國外就醫不僅不方便，而且醫療費用高。雖然他吃了帶去的止痛藥普拿疼，仍無法止痛。

看他打球、用餐時都用手摀著臉頰，一副痛苦的模樣，明知藥物不能「吃好逗相報」，但我實在不忍心，便在問過他沒有消化性潰瘍或藥物過敏，並告訴他可能會有頭暈的副作用後，吃飯時，我給了他一顆止痛效力強的藥物。

吃完飯時，他說牙痛減輕多了，但頭暈得難受，走起路來左右搖晃好像喝醉酒，不過因為頭暈想睡，當晚他睡了個好覺。

旅途中，發生了跌倒意外

有一回到中國的一個熱門景點旅遊，山峰秀麗，人潮洶湧。在排隊等著搭風景區的環保車時，車子來了，其他團裡的一位遊客催促丈夫走快一點，才有位子坐，旁人勸說他們不要急，以免跌倒受傷。

我正聽著他們對話時，忽然響起「砰」一聲，原來是我們有位年輕團員沒留意到有個小台階，一腳踏空，人往前撲倒，雙膝都跪倒在水泥地上。幸虧她人年輕、動作敏捷，立刻自行站起來，但雙膝破皮擦傷，左腳踝也因扭傷而腫脹。

還好，美麗的行程大致走完，這位團員在旅館休息了幾天，冰敷足踝，以輪椅和枴杖代步，安然地回到台灣。

這趟旅程，二十多位團員中，還有人有拉肚子、發燒和感冒等小病痛，幸好在吃了自己帶去的藥物之後，都在兩、三天內康復了。

出國旅遊要小心

這幾個小插曲提醒我們出國旅遊不只是玩樂，對於安全、體能和隨身藥品的準備也很重要，不能掉以輕心。

一、危邦不入

像是戰亂頻傳或正有傳染病肆虐的國家，比如發生了「中東呼吸症候群冠狀病毒感染症」的地區（MERS），**旅遊畢竟不是探險，也不是負有任務，不值得去冒險。**

如果是去衛生條件較差的國家，可能需要施打某些疾病的預防針或服用預防藥物，可以上衛生福利部疾病管制署的網站查詢，或者到近幾年成立的「旅遊醫學門診」做諮詢，旅行社也應該會提供相關的必要訊息。

＊衛生福利部疾病管制署網站的「國際旅遊與健康」頁面：https://goo.gl/4ExQkP。

＊各旅遊醫學門診合約醫院據點資料，請見：https://goo.gl/tgnYWE。

二、檢視自己的健康狀況

如果最近有心、肺、血管疾病、腦中風、接受化療或動過大手術等情況，應主動徵詢主治醫師，自己是否適合進行長途旅行，以及應注意的事項。

像我因頸椎的椎間盤突出而動過手術，參加北歐行時，自動放棄了雪上摩托車的活動，畢竟安全第一。

如果有些小病痛，如牙痛、感冒等，也最好在出發前先就醫。

三、慢性病藥物，最好準備兩倍的分量

慢性病的藥物和藥物的英文名稱，一定要隨身攜帶。如果是特殊的藥物，還要有醫師開立的處方和診斷證明。**最好準備旅遊日數所需藥物分量的兩倍，而且隨身行李和托運行李各放一份，以備不時之需。**

隨身行李也要放一份藥，這是避免大件行李遺失或延誤送達，而無法按時服藥。

就算沒有慢性病的人，也要準備常用的暈車藥、感冒藥、腸胃藥、止痛藥和痠痛藥膏等，以防萬一。

四、當心飲食

在生活條件較差的地區，只喝煮沸過的水或礦泉水，不加冰塊。食物一定要吃煮熟的，避免吃生菜沙拉，以免因感染細菌而瀉肚子，不僅身體受苦，到處找洗手間也挺麻煩的。

對於經濟、衛生條件較差的地區，還有**「煮開、煮熟、剝皮或拉倒」的飲食口訣**，也就是：飲水要煮沸或喝礦泉水，蔬菜或海鮮肉類要煮熟，水果要能剝皮。如果做不到，就乾脆不吃，而且飯前要洗手。但有時都注意到了，還是不免腹瀉，那是因為除了環境和食物因素外，還與個人體質或基因有關。

旅遊中出現的腹瀉（即所謂的「旅遊者腹瀉症」）是指：在二十四小時內拉肚子兩次以上，可能伴隨腹痛、噁心或輕微發燒，主要是因細菌感染，以大腸桿菌最常見。患者的身體狀況通常在五天內會自行好轉，不過，必須注意補充水分，最好吃止瀉劑，必要時則服用抗生素。

五、長途飛行中，要多多活動身體

搭長途飛機時，每一、兩個小時就要起來走動，或上下動動腳板，並且要**多喝水、少喝酒**，以避免下肢靜脈栓塞。

旅遊，不僅是遊山玩水

一般人快樂出國旅遊，不太願意想到可能的病痛和意外，其實這些事件比想像中的多。根據《克里夫蘭醫學期刊》在二〇一〇年刊出的一篇文章，顯示美國人到開發中的國家旅遊時，約有三至五成的人曾有過病痛，其中以腹瀉和上呼吸道感染最多，導致在兩個星期的旅遊中，損失了三天的行程。

另外，還有一篇刊登於二〇一一年的《職業醫學雜誌》上的文章，整理了從一九九〇年至二〇〇九年之間，在歐美發表的九篇「旅遊疾病發生率」的相關論文，也有類似的發現：約三分之一的遊客腹瀉，四分之一呼吸道有問題，百分之八出現皮膚毛病，百分之五有意外傷害，而百分之三的人有發燒。

近年來，全球中老年族群赴國外旅遊的風氣盛行，因此有些國家開辦了「旅遊門診」，**台灣就已有「旅遊醫學門診」，對於即將出國的人提供當地旅遊的健康資訊**，如：應施打何種疫苗？應攜帶哪些藥物？以及旅客本人需要的健康諮詢等。上述「旅遊疾病發生率」的樣本數便來自於曾經看過旅遊門診的旅客，因此所報導的生病比率可能偏高。不過，不僅是小病痛，也有因病情嚴重需住院或甚至死亡的病例，死亡的主要原因是旅客本來就有的疾病惡化，如心血管疾病，其次為交通事故和意外。

心境寬容，心態放鬆

旅遊是開心的事，但是組團出遊，得配合團體行動，免不了要趕行程，舟車勞頓，同時還要注意調適飲食、與人互動，可能會精神疲乏、緊張、焦慮、失眠和情緒波動等，所以，還需準備一顆寬容的心和放鬆的心態，才能高高興興地出門，平安快樂地回家。

意外災害非個人所能避免，但我們自己可以做到：不落單，過馬路時當心，走路時不拍照，拍照時不後退，搭乘遊覽車時要繫好安全帶，以免睡著了由座位上跌下來。

如果以上的事情都注意到了，都做到了，就可以好好享受旅行的樂趣，輕鬆賞景，為人生創造愉快又美好的回憶。

中年子女的幸福時光

★與父母的共同回憶湧上心頭，令人感到幸福洋溢★

如果雙親之中有一人先走，更要好好安排健在的長者的生活。

父母在，多同遊

和朋友一起參加四天三夜的馬祖旅遊團，一行共有二十名團員，其中有六位是同一個家族的成員：年屆中年的兒女、媳婦和女婿們，簇擁著坐輪椅的母親。馬祖風景秀麗，可是地形高低起伏，賞景需要體力，這一家人齊心協力攙扶著不良於行的母親上下車、船，吃飯時，幫母親夾她愛吃的菜……讓人看在眼裡，好生羨慕。

團員中有三對母女，有一天在午飯後，我和其中一對母女坐在樹蔭下，吹著涼風聊天。

「真高興我女兒這次特地回國，陪我來旅行，有女兒在，這趟行程我都不必動腦筋，好有安全感。」六十歲出頭的母親轉頭看著女兒微笑，接著繼續對我說：「我爸媽還在世的時候，我們幾個孩子也曾有好幾次帶著上了年紀的他們出去玩，盡心盡孝，了無遺憾。只不過，這幾天，看到同團那幾個子女開開心心地推著坐輪椅的母親逛街、買土產，讓我又觸景生情……」她說著，眼眶有點濕潤。

我何嘗不是呢？在北海坑道幽暗的潮濕步道上，大家一個接一個地往前走，我剛好跟在這個家族的女婿後面，看他小心翼翼地推著岳母的輪椅，不禁想起多年前，兩個姊姊和我帶失智的九十二歲母親到日本福岡自助旅遊，上到一個坡道時，我無力把坐在輪椅上的母親往前推，又不敢把輪椅往後退，正當進退兩難，幸好有位日本男士前來幫忙，才得以順利前進。

那時候，被我們三姊妹團團圍繞的母親顯得安心、放鬆，也很享受的樣子。但失智讓母親常把福岡當成台北，也不記得我們遊覽過的景點、吃過的拉麵，所以**那趟**

旅程與其說是為了讓母親高興，還不如說是讓做子女的我們盡點心意，減少日後的遺憾。

一開始回想，接著便勾起了我更早之前的記憶：從前，曾多次與爸媽和大哥同遊台中、鹿港和鹿谷等地，在車裡，大家專心聆聽輕度失智的父親重複說著他小時候當學徒的奮鬥往事——說者津津有味地一再跳針地述說，聽者都心照不宣。

有人對你囉嗦，比沒人囉嗦好

生命不斷循環：小時候，我們受父母呵護；成年後，我們開始擔心父母的健康，安排父母就醫，如果雙親之中有一人先走，更要好好安排健在的長者的生活。

現代人長壽，不少六十五歲以上的人還有長輩要照顧，比如此次同遊馬祖的一位朋友，九十二歲的母親雖然有其他姊妹照顧，但她還是天天打電話回家，對母親噓寒問暖。

人生有許多牽掛，我從求學時期便離家北上，每回當抵達住所後，一定會打電話回家報平安，直到後來上班也始終維持這個習慣；如果因為塞車或者忘了，而沒有在父母預計的時間內打電話回去，他們一定會來電追問。那時覺得好煩，如今**父母不在，多年沒這牽絆了，反而感覺若有所失**，正印證了母親當年常告訴我的：「有人對你囉嗦，比沒人囉嗦好。」

孔子說：「父母在，不遠遊，遊必有方。」但那個時代的人壽命較短，通訊困難，交通不便，旅遊業也不發達，與現在不可同日而語。我常想，現今的成年兒女如工作上允許，時間調配得宜，最好趁著父母尚未衰老或失智時，一同快樂出遊。**不管距離遠近、時間長短或次數多寡，留下共同回憶，日後湧上心頭時，總會令人感到恩情滿滿，幸福洋溢。**

年老，不等於衰老

★老，是一種成長的過程★

到了老年，仍有年輕的外貌固然讓人心悅，但最重要的是健康、活力和滿足。

最快樂的時光

老，很多人都怕變老，因為一提到老，腦海中就會浮現出：皺紋、白髮、行動遲緩、腦袋不清楚又疾病纏身的模樣。但什麼是「老」？在一個十歲孩子的眼中，三十歲可能就很老了；而八十歲長者口中的年輕人，可能已經五十多歲。可見**我們**

一出生，就逐漸往「老」前進。老，是一種成長過程，只是基於社會經濟，我們把六十五歲當成了老人的起始點。

嬰兒多大？小孩幾歲？大部分的人都不會猜錯，但到了老年，就很難由外貌來推測一個人的實際年齡了，這是因為在成長的過程中，除了基因，還有生活環境（如風吹日晒）、工作、家庭、經濟、情緒、心境、裝扮和疾病等因素的交互作用，讓同年齡的人，外貌可以相差十幾歲之多。

其實，到了老年，仍有年輕的外貌固然讓人心悅，但最重要的是健康、活力和滿足。

幾年前到澎湖旅遊，同行者大都是與我一樣剛步入老年的校友，我隨機問其中幾位：**「你人生中最快樂的時光是哪個階段？」**

大家不約而同地回答：「就是現在！」

因為事業告一個段落，兒女長大、就業，自己的人生責任已了，且有經濟基礎，開始有自己的時間，可以做自己喜歡的事，例如：學國標舞、唱ＫＴＶ、畫畫、寫作、健行、旅遊或當志工等。當然，難免會經歷大小病痛，因此，同行朋友們也互相分享疾病的治療經驗。可見，不是所有老年人都符合一般人負面的刻板印象。

正面印象及負面印象

然而，一般人對老年的負面印象幾乎是從小時候就有，隨著成長而逐漸內化加深，甚至連老年人自己也有這種觀念。那麼，這種負面觀念是否會影響老年生活呢？

針對這個問題，美國耶魯大學的社會心理學家里維博士十多年來，進行了一系列關於流行病學的長期追蹤研究。她先請參與者說出一想到老年，腦海裡立刻出現的五個字或片語，根據這五個字詞加以評分，由一分到五分，一分代表非常負面（如衰弱），五分代表非常正面（如活力），繼而將參與者分別歸類為「正面印象組」或「負面印象組」。

在這個系列研究中，其中一項發表於二〇一二年的《美國醫學期刊》，是針對美國康乃狄克州紐哈芬市的五百九十八位，七十歲以上且能自主生活的居民做調查，共追蹤十年九個月，每一年半評估一次，結果發現：在追蹤期間，持老年正面印象者從疾病、殘障中康復的機率較大，比對老年有負面印象者多了百分之四十四。里維博士認為，這可能是由於對老年抱有正面印象的人，心血管比較能承受壓力，身體平衡感較好、有自我勝任感，以及生活方式較為健康之故。

觀念與行動一致

也許台灣對老年的負面刻板印象，不若西方國家嚴重，但還是會在媒體上，看到孤苦無依的老人無子女奉養而流落街頭的報導，令人鼻酸。因此，現代人除了抱有對老年的正面觀念，生活上也要實際朝這方面努力：在還能做到時打拚，並注意身體健康，培養興趣，學習使用網路，追求新知，維持人際關係，還要為自己留下老本。**觀念與行動一致，讓自己有個充滿活力、自信和滿意的老年。**

我的時間怎麼不見了？

★滑指之間，時間被切割得零零碎碎★

一心多用讓大腦無法聚焦，不但效率變差，而且多了焦慮，少了從容。

「噹噹噹」聲響，打斷了靈感

長長的連假期間，沒興趣外出湊熱鬧，想好好待在家，安靜地構思、寫文章，但手機不時地「噹噹噹」作響——親朋好友在LINE上互相問候，傳來他們聚餐、遊玩的相片。這些快樂的訊息常把我的思緒打斷，於是我在手機上按了幾個鍵，將訊息鈴聲關掉，當想念親友時，再去看看手機上有何訊息，是否需要回覆。

人類的通訊進展從遠古的飛鴿傳書、驛馬快報，「家書抵萬金」，到現代的信件、電報、傳真、掃描和快遞，不可同日而語。後來雖然有了電子郵件，但還是需要在電腦上看，而且很多人的手機（號稱「智障型手機」）只用來打電話和接電話；直到進展至智慧型手機與平板電腦，再加上各種免費的通訊應用程式及社群網站的出現，簡直就是完全沒有時空阻隔，千里如在眼前。

時間都被「滑」掉了

智慧型手機占用了人們的許多注意力：一面走路或開車，一面看手機（非常危險）；上課或聽演講，同時也在滑手機（讓人無法專心吸收）；看到手機上顯示有訊息，不管重不重要或緊不緊急，就有股想立刻回覆的衝動和壓力（手邊的事情被打斷）……其實，這些通常只是為了保持在社交圈裡有所歸屬而已，然而就在滑指之間，「時間」被切割得零零碎碎。有時我免不了問自己：我的時間都到哪裡去了？

我們真的需要時時刻刻都立刻與人分享，或者接收別人的分享嗎？

時間不夠用，於是不少人更是同時或交錯著使用電腦和滑手機，寫計畫、看臉書、上網搜尋、回電子郵件，還有看訊息等，一心多用，顯得非常忙碌。其實這樣不見得節省時間，反而讓大腦無法聚焦，因為每換一個動作，又要重新整理思維，變來變去的，不但使效率變差，而且多了焦慮，少了從容。

善用生理時鐘的節奏，過得輕鬆又健康

二〇一七年的諾貝爾生理醫學獎，由三位美國科學家獲得，因為他們經由果蠅實驗，解開了生物界生理時鐘的基因作用機轉，帶動了生理節律的蓬勃研究。

・內建的生物時鐘

地球上幾乎所有的生物都有內在的生理節律，以配合地球繞著太陽自轉的二十四小時日夜週期，例如：睡蓮早上花開，晚上閉合；農業社會的人類日出而作，日入而息；而老鼠則是夜間活動，白天休息。

早在十八世紀，學者就注意到生物時鐘不受外在的人為環境影響。含羞草白天展開葉子，晚上自動縮合起來，但如果把含羞草二十四小時都放在暗室裡，到了相當於白天的時刻，它的葉子依舊會展開。

控制人類生理時鐘的樞紐，位於大腦下視丘的「視交叉上核」（suprachiasmatic nucleus），此處的神經細胞接受視網膜的光，感受細胞傳來的訊息，並轉送到體內各個器官的生理時鐘，以調控人的行為、睡眠、體溫、血壓、新陳代謝和荷爾蒙濃度等生理機能。

・同樣的事在不同的時間做，效果不同

同樣的事在不同的時間做，可能會有不同的效果。以飲食為例，拿卡路里量相同的食物餵食實驗室裡的老鼠，並讓牠們保持相同的活動量，結果發現：與晚上被餵食或隨時可進食的老鼠比較，只在白天被餵食的老鼠的體重明顯增加了，因為老鼠是夜間動物，白天是睡覺時間，不應進食。

雖然人不能如老鼠般當成實驗對象，但是把這個道理應用在一個人的身上，如果

能限定每天的用餐時段只在白天的十二小時內，或者早餐的卡路里比晚餐多，體重便不會增加。也就是說，**食量不是問題，重點是要選擇用餐的時段。**

而另外，選擇適當的用藥時間觀念雖然還在萌芽階段，但已逐漸受到重視。**腦中風常發生在清晨，有可能正是血壓要上升的生理時段。**每天服用一次抗血壓藥物氨氯地平（amlodipine，Norvasc），口服後過了六至十二小時，血液中的藥物濃度可達到最高，所以如果在晚上服用，讓早上能發揮作用，預防腦中風的效果可能會更好。

．睡眠週期會隨年紀而變化

另一個與生理時鐘密切相關的是睡眠週期。雖然近年來的全基因組關聯研究（GWAS）發現：夜貓子（夜晚型）或早起的鳥（清晨型）的睡眠類型，與其基因型態有關，但人類在十歲以前大都是晨型人，之後逐漸晚睡晚起，以青少年時期為最高峰，一直到二十歲左右才又漸漸早起，至**六十五歲後的生理時鐘更往前推移約兩小時**。所以天還微亮，就有老人家在外面散步，而清早的公車或捷運上，常見閉眼補眠的青年學子。而且**做認知測驗時，老年人在早上的表現常較佳，青少年則是下午的表現較好。**

・經常熬夜或時差有變動，可能會引發各種疾病

二〇一七年諾貝爾生理醫學獎的頒發，提醒我們要善用自己生理時鐘的最佳時段，來做最重要的事，如此一來，工作會更有效率，生活會更輕鬆。

相反地，當這個規律的節奏被打亂，如經常熬夜或時差變動，就可能引發各種疾病。比如阿茲海默症患者常有日夜顛倒、白天嗜睡、夜間常醒來等睡眠週期障礙，一向被認為是阿茲海默症的精神行為問題之一，但近年來的研究發現：睡眠週期障礙，也有可能是阿茲海默症的早期症狀或危險因子。

把時間的主權收回來

一位朋友說，有一次他想找一個同事，透過辦公室的窗戶，剛好看到隔著天井的

另一端，那個同事在實驗室裡，朋友立刻打電話過去，然而，接電話的研究助理卻說上司不在。原來同事交代助理，自己從早上八點到十點間不接電話，不管是做實驗、整理資料、閱讀或沉思都好，他就是要有自己的時間。

身為研究工作者，他可以在上班時間理直氣壯地享受獨處的安靜。一般上班族做不到，但是**下了班卻可以自主，把主權拿回來。**

聽了朋友說的，我許了個願：要做自己時間的主人。我將手機裡所有的通訊軟體都設為靜音，就不會受到「即時」干擾，可以等有空時，或者利用搭車等零碎時間再看。另外，我也要求自己每天只在早、中、晚各看一次電子郵件，只在這時候回信或轉寄信件；有重要事情時，則以行動電話聯絡。

這樣實行了一段時間，我發現自己不僅擁有更完整的時間，可以專心地閱讀、寫作、思考或做計畫，而且在心情上也感到更從容、自在，更有成就感！

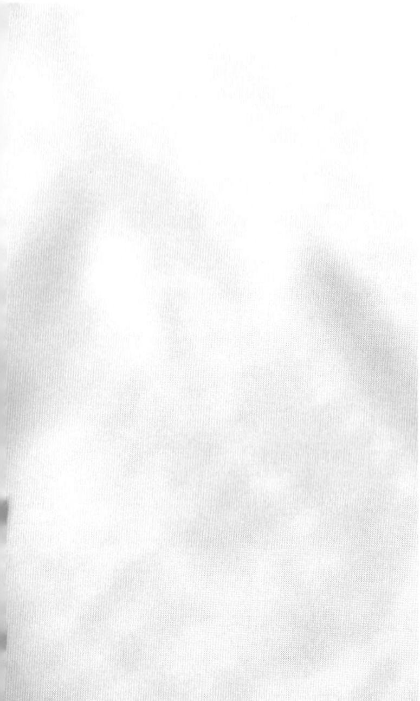

你人生中最快樂的時光，
是哪個階段？

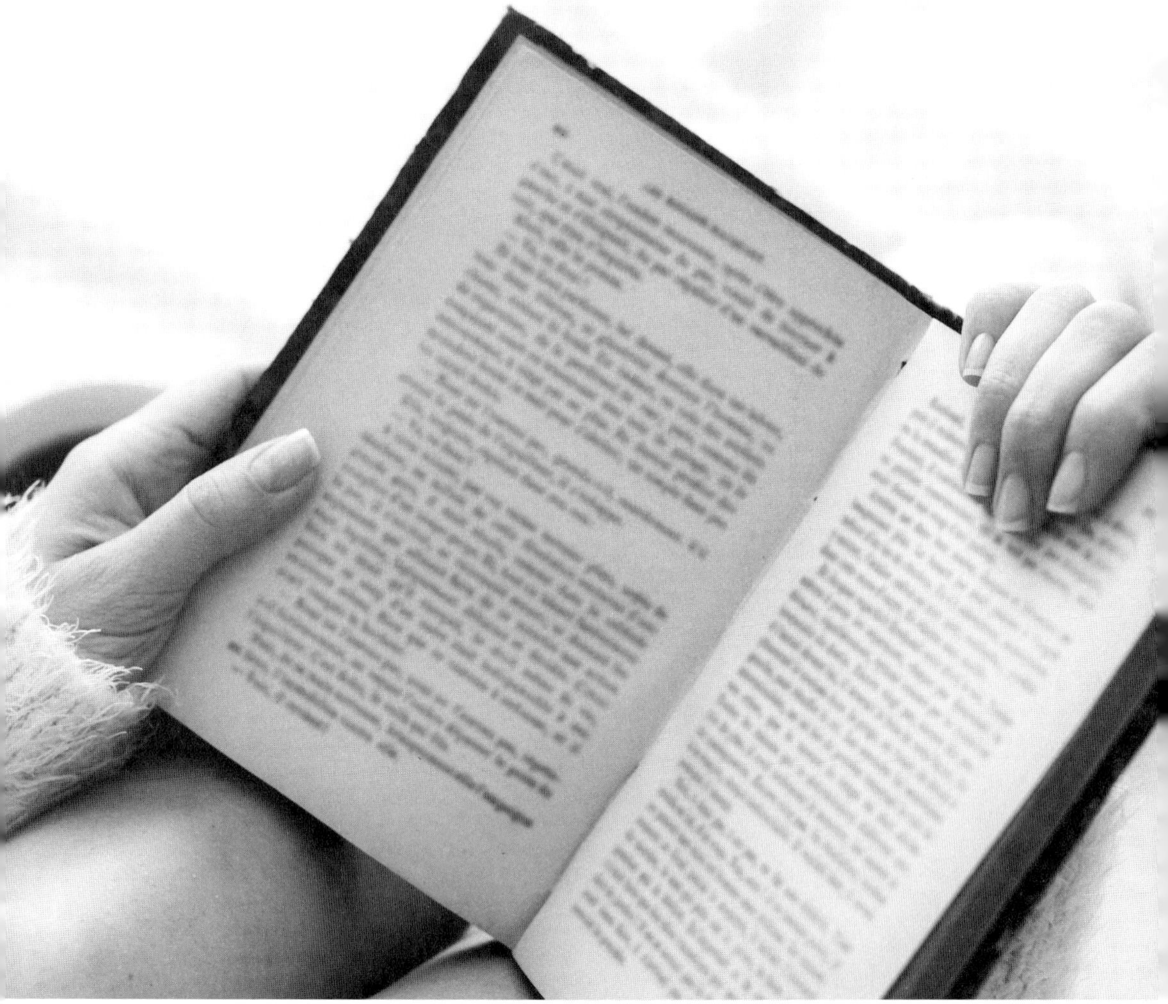

高爾夫球帶給我的人生體會

★在小白球中，我看到了人生的縮影★

Golf（高爾夫）的四個英文字代表：綠色、氧氣、陽光與友誼。

打球也是藝術

當初學打高爾夫球，是認為高爾夫球就那幾個動作：上桿、下桿、揮桿、收桿、推桿入洞和走路，正適合沒有運動細胞的我，而且不用奔跑、跳躍，可以從青年一直打到老年。

後來發現，其實每個動作都有它的姿勢、角度、節奏和速度，初學者需請教練指導，而不是自己用蠻力打，且多練則熟能生巧，在腦海裡成為「程序記憶」。

考慮年齡與男、女先天體質的差異，所以銀髮者與女生的發球台，通常在男生發球台的前面約五十碼，因此，一個十八洞、標準桿七十二桿的球場，男生球道的總距離如果是六千六百碼，女生則會少一千碼左右。

球賽時，更會考慮到實力不同，不能老是讓那幾位打得好的人得前幾名，因此有「差點」（handicap）制度，也就是說：比賽成績是以真正的桿數（總桿）減掉差點所得的桿數（淨桿）來排名，以鼓勵初學者。當然，職業選手都是高手，沒有差點。

有位不打球的朋友，買了球場會員證作為投資。有一次別人問他：「你的handicap是多少？」他一頭霧水，說：「我身體不錯，沒有殘障啊！」原來handicap有「差點」與「殘障」等不同意義。

下次遇到打高爾夫球的人，問一句：「你的handicap是多少？」人家就知道你是行家了。

人生的縮影

不以速度取勝，也不用像許多球類運動要與隊員密切互動，又優待女性和銀髮族，高爾夫球簡直就是為我量身設計的運動，於是我一打就打了二十八年。然而，我卻一直打不好，而且常是球賽「ＢＢ獎」（最後第二名）的得主。

那麼，為什麼我還樂此不疲？

那是因為我在高爾夫球中，看到了人生的縮影。

．觀察力與策劃力

球道雖是靜態，但不是打得又直又遠就好，而是要綜觀全局，胸中有策略，如：選用哪支球桿，把球送到何處以方便下一桿的擊球，是否要打上果嶺或是跳上果嶺，還要看地形、風速，避開沙坑、水塘等障礙物。在果嶺上推桿，更要看距離、坡度和草紋，其實是一種腦力活動。

·專注力

即使有了基本功，但在揮桿的剎那，常會受到許多因素影響，如：心中想著球桿是否拿小了一號；或是想到上一洞打壞了，這一桿一定得好好打，就會不自覺地用力，球又打不遠了。如果剛好隊友又在你揮桿時說話或走動，那就更令人分心，更可能會打不好。因此，得練到「此時此刻，天下萬物，唯我獨尊」的高度專注力功夫。

·考驗誠信

有時桿數實在打得太多，自己不好意思，很想少報一桿，隊友不忍，也要替你少寫一桿，心中經過一番天人交戰之後，終究還是照實報桿數。

但如果隊友少報了他的桿數呢？人同此心，就當作不知道，是桿數重要，還是友誼重要？當然，高手打得好，桿數少，不會有這個問題。

・安全第一

同組四人，一定要等到前一組的人打到安全距離時，才可發球，以免打到人。同一組雖然是各打各的球，但一定要等最後一位打完球，大家才能向前走。因為球有時不聽指揮，會「歪打正著」，就曾有人眼睛被打瞎、肋骨被打斷、膝蓋腫痛，或頭上起個大包等等。

・修養現形

一場球打下來約四個小時，是觀察人性的好機會：打了好球，有人欣喜若狂，有人則含蓄謙虛；打了壞球，有人笑笑自嘲，有人氣急敗壞，一下子怪桿弟報錯碼數，一下子怪球友不安靜，更有人跺腳摔桿。

曾有個下雨天，我前一組的一位不相識的男士打了個壞球，氣得把球桿用力一甩，竟然高掛到樹上，他乾脆不要了。

・運氣難料

有時打了一記壞球，打到大樹，彈到水泥路，結果往前跳到果嶺上，讓人樂不可支。

有時明明是好球，最後風一吹，偏離球道成了界外球，令人扼腕。

有時天氣好，球場佳，球友棒，就是自己手氣不好。

今天打得好，明天卻很差，如此變化多端，不可預料，也就是高爾夫球迷人之處，更教我學會謙虛。

Golf（高爾夫）的四個英文字代表：綠色（green）、氧氣（oxygen）、陽光（light）與友誼（friendship）。的確，**高爾夫球不僅有藍天綠地、新鮮空氣、燦爛陽光，更是健腦、強身、怡情和建立友誼的好運動。**

三

健康

頸椎手術教我的事

★能夠自在地四處遊走，忽然變得很寶貴★

人常是失掉才知可貴，我只是面臨可能失去，有機會重新審思及感恩，何其幸運。

我的椎間盤突出，壓迫到了脊髓

二〇一三年二月底，我兩側肩胛骨間的上背部開始疼痛，逐漸加劇，並蔓延到後頸、雙肩和下顎，本以為是筋肌膜炎，可能是常打電腦，姿勢不對，或者使用智慧型手機所引起的低頭族症候群的關係吧。

服用止痛藥和做局部按摩的效果短暫，有時連開口講話和走路都會痛。因為我曾有乳癌的病史，擔心是不是癌症復發了，轉移到胸和頸椎。三月中旬，神經科醫師幫我安排照X光，發現並無轉移，讓我鬆了口氣。

但接著，右手第三、四指和小手指以及兩腳，出現間歇性麻木。四月上旬，經醫師安排做頸椎磁振造影檢查，發現第五和第六節，以及第六和第七節頸椎的椎間盤突出，並明顯壓迫到脊髓。

我心想，能不開刀就不開刀，一面希望自己能像醫學文獻報導的少見病例，嚴重突出的椎間盤會縮回去，或自行脫水、分解而吸收，但一方面也擔心病情會變壞。因此，我開始接受復健治療，而且每天早上醒來的第一件事，就是把雙手、雙腳高高抬起，動一動，確定力量一如往常，接著捏捏身體和四肢，確定還有痛覺後，才高興地踏出第一步，開始一天的活動。

症狀毫無改善

然而，經過兩個月的止痛藥和復健治療，疼痛雖緩解，但其他症狀沒有改善，而且左腿有時會使不上力，像踏在棉花田上似的。第二次的頸椎磁振造影顯示除了原來的問題，第三和第四頸椎，以及第四和第五頸椎的椎間盤也開始有輕微突出。

於是在了解手術內容和風險後，我下定決心，聽從神經外科醫師的建議，接受頸椎手術。

頸椎手術給我的省思：能動真好

手術本來就有既定的風險，但針對頸椎手術呢？

主治醫師把需要動手術的理由、手術方法、可能的併發症以及術後的休養等，都解說得非常清楚。五個可能發生的併發症之一是四肢癱瘓，雖然機率小於千分之一，但遠高於中樂透啊！

一時之間，我一向視為理所當然、隨心所欲地活動手腳，四處遊走，忽然變得很寶貴。幸好過去幾年來，手腳行動自如讓我能四處旅遊、走訪偏僻山區及隨興健行，豐富了我的生活與心靈。

如果我不幸癱瘓了……

從我決定動手術到實際進開刀房，有一個星期的時間，讓我有心理準備，並安排術後的照顧事宜。我開始想：**如果我不幸癱瘓了，在癱瘓之前想做什麼？**

我要好好珍惜、好好感受踏出的每一步。於是，我走入早晨的傳統市場，叫賣的吆喝聲此起彼落，水果一堆一百元，人群摩肩擦踵，偶爾被碰撞一下也仍可站穩。

我走進捷運車廂，感受那分穩定的節奏，並觀看坐輪椅的人如何進出車廂。

我也很自豪能攀上高高的公車，牢牢地抓住車柱站得穩，並注意到開低底盤公車的司機先生會停車下來操作，讓坐輪椅的乘客上下車。

想像如果我真的癱瘓了，相信積極做復健會讓我進步，科技的進展也會讓我生活得較方便。雖然不能到處旅遊，但在網路上看到的和朋友傳來的美麗圖片，能讓我身歷其境。

如果不能寫字，相信我還能思考，還能講話，也許可以錄音，請人打字。若不能自己吃飯，也許要插鼻胃管或有胃造口，需要有人幫忙灌食，那麼現在還是趕快嚐嚐喜歡的紅豆冰和蛋炒飯吧！

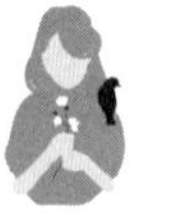

結果手術順利。當麻醉醫師把我叫醒，我動了一動，手腳仍聽使喚，之前擔心的四肢癱瘓只是臆測，並沒有發生，心中頓時充滿了感激。人生常常是失掉才知其可貴，而我只是面臨可能失去，而有機會重新審思及感恩，何其幸運。

這次病痛帶給我的感想

一、病情需要追蹤，診斷才會明朗

筋肌膜炎是很常見的毛病，治療效果通常很好，並不需要做進一步檢查。但如果療效不如預期，且出現手腳發麻或無力等神經症狀，則需考量可能是椎間盤突出或其他可能的疾病，需進一步就醫。

二、致病原因常常並非單一因素，而且是在不知不覺中發生

我請教主治醫師，我的椎間盤突出除了老化外，還有什麼原因。

他回答：「外傷、運動、生活型態、久坐久站或工作性質，都有影響。」

我的頸椎並沒有直接受到傷害，而回想起來，大約在病發的一年前，我開車在一個下坡路段等紅燈時，被一輛車子從後面猛撞，車身往前彈跳，車尾嚴重凹陷。

當時，我的後頸和雙肩有點疼痛，可是過一陣子就好了。但從此以後，每當上美容院洗頭髮，只要我一躺下，頭往後仰，脖子懸空時，雙手立刻會發麻且疼痛，頭一抬起來，症狀又立刻消失，這可能就是脊髓暫時受到壓迫的症狀了。

因此，我歸納出是那場車禍，使得我的頸椎椎間盤的纖維外環變得脆弱，加上旅遊、健行、打高爾夫球等過度活動，以及久坐的姿勢不良及退化等因素，導致椎間盤突出。所以，我的生活作息需大幅調整，以免復發。

三、隔行如隔山，術業有專攻

這次的治療讓我深刻體會到，醫界的後起之秀相繼崛起，手術方法不斷推陳出新，頸椎手術的固定和修補方式都有了很大的進展，我不僅身受其惠，更擴大了眼界，增長見識。

年紀大了，切記三大防跌重點

★注意疾病影響、環境障礙及個人狀況★

健康的生活型態是一般人最容易做到，也最有效的預防跌倒的方法。

四個常見的跌倒狀況

七十六歲的A女士下公車時，腳已著地，身子卻緩緩往後仰，跌倒在公車的樓梯台階上，朋友趕緊將她拉起，幸好身體無礙。司機也連忙說：「不是我害的喔！」沒錯，是A女士動作慢，身體的協調性差，一時重心不穩才跌倒。

七十九歲的B女士罹患中重度阿茲海默症，步伐緩慢且小碎步。有一次，她在家中跌倒了，後腦勺撞到牆角，劃出一道長長的撕裂傷，到醫院掛急診縫了七針，幸好沒傷到大腦。不過，醫師囑咐家人們在兩週內，需觀察她的意識和動作是否有變差的狀況。

八十六歲的C先生在庭院裡被石頭絆倒了！他跌坐在地，痛得無法起身，家人趕快叫救護車送他去看急診。醫師幫老先生照了X光，結果發現他左前臂的橈骨和左大腿股骨都有骨折，於是安排動手術。開刀的過程順利，醫師為他在骨折處以鋼釘固定，然而，他在手術後併發譫妄、胃潰瘍和出血的情況。好在最後C先生仍順利出院，慢慢地也可以拄著枴杖行走了。

六十九歲的D先生持續在服用降血壓藥物。有一天清晨與太太在公園裡散步時，突然覺得頭昏，緊接著便往前直直倒下，頭撞地後不省人事。太太在路人的協助下，立即將他送醫。做了腦部的電腦斷層之後，發現有腦挫傷合併腦出血，推測可能是降血壓藥物造成「姿勢性低血壓」，血壓因身體姿勢突然改變而急速降低，使D先生腦部的血流不足而暈厥。經過治療後，人雖然清醒了，但是左側肢體無力，無法行走。

從疾病、環境和個人著手預防

以上這四個例子，你聽起來是否覺得熟悉？這些狀況，很可能就發生在你、我周遭或認識的長輩身上。

年紀大了，跌倒是很常見的意外。根據統計，六十五歲以上的人，每三位就有一位每年至少跌倒一次，而約有一半的情形導致傷害，其中有百分之十還是嚴重傷害。此外，跌倒次數更會隨著年齡增加而上升：八十歲以上的老年人，每兩位就有一位每年至少跌倒一次。

熟齡族跌倒，情況幸運的只是受到驚嚇，或只有皮肉疼痛、瘀血和撕裂傷，如A和B兩位女士；但**常見的結果往往是造成骨折，必須動手術**，如C先生；**更嚴重者則造成腦出血，需要靠輪椅代步**，如D先生。

造成老年人容易跌倒的危險因素很多，可由疾病、環境及個人等三方面來預防：

一、疾病影響

包括膝關節炎、髖關節炎，或者關節退化、腰部或頸椎病變，以及巴金森氏症、中風、失智症、心律不整、姿勢性低血壓、視力不佳（如白內障），還有藥物（如降血壓藥、抗精神病藥物、安眠藥、利尿劑等）的副作用等。以失智症的影響來說，輕度失智症患者的手腳動作雖靈活，但可能因為對於周遭情況無法快速判斷或即時反應而跌倒。

【如何預防跌倒】

若是與服用的藥物有關，就要請醫師做調整。其他則根據不同疾病對身體活動造成的限制，以適當的方法因應，才能維護日常安全。

（一）比如巴金森氏症患者，除了遵照醫囑的規則服藥，必要時，行走宜拄著枴杖以保持平衡。

（二）年紀大了，自然會有膝關節退化的毛病，在健行或爬山時，最好使用登山杖，有人因為覺得顯老而不願意用，但是畢竟安全最重要。

（三）白內障也是熟齡族常有的困擾。現在的白內障已是小手術，若醫師建議要開刀治療，就聽專業的。

二、環境障礙

例如：戶外地面或屋內的地板濕滑，室內的光照不足，在日常生活的動線上有較多障礙物等情況。

【如何預防跌倒】

（一）天候不佳時，不要到山區健行，以免滑倒。

（二）在家裡，浴室是最容易跌倒的地方。若有浴缸，要加裝把手和止滑墊。但是最好採用淋浴設備，不用浴缸，以免跨越浴缸時易跌倒。淋浴處的地板也要做好止滑處理。

（三）睡覺時，在臥房留一盞小燈，以免晚上起來如廁時跌倒。

三、個人狀況

如年齡、喝酒、熬夜、行動匆促、鞋子的大小或材質不合適，或者走路不專心等。

【如何預防跌倒】

健康的生活型態是一般人最容易做到，也最有效的預防跌倒的方法。

（一）年輕時多運動、多活動，且持之以恆地養成勇健、反應快的身體狀況。年紀大時，可從事較溫和的活動，如走路、跳國標舞、打太極拳或做伸展操等。

（二）年紀漸大，則動作要放慢，保持平衡。

（三）不要趕，特別是過馬路時見綠燈快結束，搭公車或捷運見車廂門快關時，都不要衝。因此，凡事都提早準備，或有約時提早出門，多給自己充裕的時間，態度從容，不僅免於跌倒，也顯得優雅。

（四）改穿橡皮底的止滑鞋子或拖鞋。

（五）定期檢查視力與骨質密度，如有白內障或骨質疏鬆，別延誤，要盡早就醫。

年紀大了，跌倒的可能性雖然防不勝防，但如果能斟酌以上這些因素，小心地因應，許多跌倒的意外與隨之而來的傷害，絕對是可以避免的。

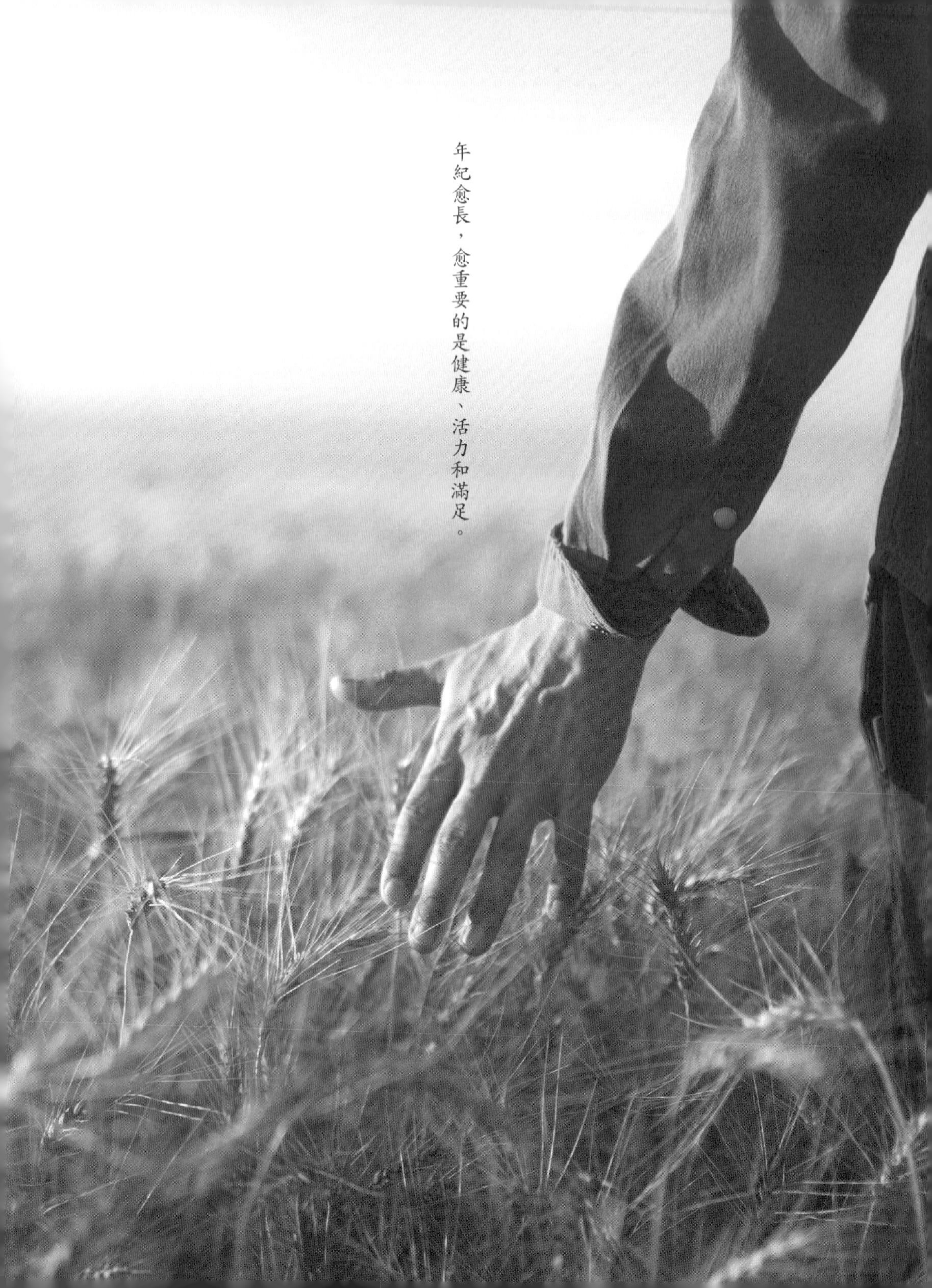

年紀愈長，愈重要的是健康、活力和滿足。

頭暈不簡單，該看哪一科？

★沒找出原因前，不能掉以輕心★

與頭暈有關的科別包括：耳鼻喉科、心臟內科和神經內科。到底要看哪科呢？

忽然之間，天旋地轉

六十歲的陳太太開車和丈夫一道去赴宴。到了目的地，在路邊停好車子，丈夫下車後往前走，陳太太則到後座拿禮物——她只記得自己打開車門，接著就昏了過去……醒來時，她發現自己躺在車門旁的地上，全身虛弱無力，後腦疼痛，腳下有個路邊的小花盆傾倒破損了。

陳先生見妻子沒跟上，走回車子旁邊一看，嚇了一跳！幸好她還意識清楚，四肢活動自如。他扶妻子起身後，立刻掛急診，並住院觀察。

陳太太一向健康，沒有高血壓或糖尿病。近幾年，有時會覺得心跳快速，但只有一下子就恢復正常了。只有一次，她和丈夫在家具行看床鋪時，突然一陣心悸，接著昏倒，剛好倒在一張大床上。因為人沒受傷，而且立刻便醒來了，所以她也就沒想到要就醫。

這回住院，醫師為她做了腦部的電腦斷層和頸血管超音波檢查，確定沒有腦傷或頸血管阻塞現象，常規心電圖檢查也正常，但二十四小時連續心電圖的結果，要幾天後才會知曉。

原本，她準備出院了，沒想到第二天在床上要轉身時，突然覺得天旋地轉，時間持續不到一分鐘。此後，每當她的身體姿勢變動或坐起來時，便出現暈眩，嚴重時還會噁心、嘔吐。醫師診斷是跌倒所引起的「良性陣發性姿勢性眩暈」，於是會診耳鼻喉科醫師。

在耳鼻喉科診療室，醫師施行「頭位變換眼振檢查」：讓陳太太躺在床上，使她的頭靠向床沿懸空，並側轉，誘發她的眩暈及嘔吐，以確定診斷；接著再施行「耳石復位法」以治療眩暈。但治療之後，暈眩的情況更加嚴重，她只要一睜開眼睛就覺得房子在轉，且噁心、嘔吐到無法進食，需要靜脈注射點滴。幸好在四十八小時後，情況迅速好轉而出院了。

眩暈、昏厥、不平衡感與頭昏

頭暈是很常見的症狀，但是造成頭暈的原因很多，可能輕微到因空氣不好或睡眠不足而引起，也可能嚴重到是中風的病徵。像陳太太一開始有昏厥，也許是心律不整引起，還需進一步地檢查和治療，這其實是比較嚴重的問題，萬一問題沒有解決，下次發生時正好在開車就危險了。而姿勢性眩暈雖然讓她很受苦，卻沒有生命危險。

頭暈看似簡單，實際上卻很複雜，在沒找出原因前，不能掉以輕心。依症狀可分為四大類：

一、眩暈

大多是內耳的疾病，如「梅尼爾氏症」、「前庭神經炎」和「良性陣發性姿勢性眩暈」等。另有少部分的病情是因腦幹或小腦中風所引起。**即天旋地轉**。

二、昏厥

因由心臟到腦部的血流不足，而造成短暫的意識喪失，也就是**俗稱的「昏倒」**。引起昏厥的疾病包括：心律不整、姿勢性低血壓、藥物所引起的低血壓，以及迷走神經性昏厥等等。

三、不平衡感

因為不平衡感而覺得頭暈，如小腦病變、巴金森氏症或四肢的周邊神經病變，**導致走路不穩**。

四、頭昏

症狀不是很具體，只覺得頭昏昏沉沉、頭重腳輕或「頭腦不清楚」，常被稱為「非特異性頭昏」。**有時找不出原因**，但常與憂鬱、壓力、睡眠不足、焦慮、服用鎮靜劑或其他藥物有關。

緊張和恐慌所造成的「換氣過度症候群」，也會讓病人頭昏。

頭暈，到底看哪科？

由此看來，與頭暈有關的科別包括：耳鼻喉科、心臟內科和神經內科。到底要看哪科呢？

．耳鼻喉科

「眩暈」而沒有伴隨不平衡等神經症狀時，看耳鼻喉科醫師。

・心臟內科

「昏厥」看心臟內科。

・神經內科

「不平衡感」看神經內科。

有時，遇到複雜或原因不明確的病例，則需要三科會診。當然，也可以先看家醫科或內科，必要時再轉診。

病人對症狀的描述很重要

由於每個人對頭暈的定義不同，因此看醫師時，病人自己對症狀的描述很重要。

醫師會先進行第一步：釐清症狀是屬於眩暈、昏厥、不平衡感或頭昏中的哪一類，因為每一大類的後續檢查和治療的方向不同。第二步：再決定可能是哪種疾病引起的。

有時候，醫師只要根據病人清楚的敘述，就可以正確下診斷而對症治療。**大部分的情形，則需根據病人身上其他的伴隨症狀做鑑別診斷**，例如：反覆發作的眩暈且伴隨耳鳴和聽力減退，很可能是「梅尼爾氏症」；而眩暈且有聲音沙啞、吞嚥困難、臉的半邊麻木，則可能是腦幹中風，必須進一步做腦部磁振造影等檢查。像陳太太很可能是心律不整引起的昏厥，必須等二十四小時連續心電圖的結果，判斷是何種心律不整，再對症治療。

把一個東西看成兩個了，該怎麼辦？

★單眼複視或雙眼複視，都不能輕忽★

當你把一個東西看成兩個時，應該看眼科？神經內科？還是兩科都看？

明明只有一顆高爾夫球……

六十八歲的吳太太和朋友一起打高爾夫球，在打球過程中，她總覺得視力有點模糊。當她將球擊上果嶺後，發現果嶺上有兩顆球並排在一起。

「你的球也上了果嶺？太好了！」她以為另一顆球是球友打上去的。

「哪有，我的球還在果嶺的另一頭呢！」球友回說。

吳太太走向果嶺，離球約三十公尺時，發現兩顆球愈來愈靠近，左邊的影像較不清晰，有如鬼影（ghost image），等到她走近要把球推入洞時，兩個球已融合為一。

原來，吳太太出現了「複視」（雙影）的情況。

起初，她以為是自己的眼鏡沒戴正或鏡片太髒，多方微調眼鏡架的角度，並把鏡片擦拭乾淨，結果仍可看到雙影。她閉上右眼，發現複視的情形消失了，只看到一個清晰的球；但是當她閉上左眼，仍然出現雙影。

打球打了三個多小時，這種情況一直持續著，不過，除了把三十公尺外的球看成兩個之外，看人和樹木都沒有雙影，而且吳太太手腳靈活，沒有頭痛、頭昏或發燒的不適。那天，她順利打完了十八洞，後來沒再發生複視的狀況。

為什麼會出現「複視」？

人之所以能看到東西，是光線通過眼睛的瞳孔、水晶體與玻璃體，把影像投射在視網膜，再經由視神經傳達至大腦枕葉區的神經細胞，才能看到形象。如果這個通路有問題，會造成視力減退、模糊、視野缺損，或複視等症狀。而其中，眼球轉動障礙是導致複視的主要原因。

司管眼球運動的共有六條眼肌，分別接受第三、四和第六對腦神經的支配，而這三對腦神經源自於腦幹的三個神經核，在這三個神經核之間有神經纖維連結，才能讓眼球的動作協調一致。

因此，眼肌病變（如甲狀腺眼肌病變）或眼肌的神經肌肉接合點病變（如肌無力症），使第三、四、六對腦神經發生病變或受到壓迫，以及腦幹病變（如腦中風）等，病患可能會出現複視。幸好，這些病變依其所在的部位，除了複視還會伴隨其他症狀，有助於鑑別診斷。

例如：大腦底部的微小動脈瘤若逐漸變大，壓迫到旁邊的第三對腦神經時，除了眼球轉動困難所造成的複視，還會有眼皮下垂、瞳孔放大和頭痛等症狀。又如：肌無力所造成的複視，症狀會明顯波動，時好時壞，在眼睛疲勞時容易發生，讓眼睛休息後則有改善。

可見形成複視的原因很複雜，可能是簡單的眼睛屈光問題，也可能是危及生命的腦血管微小動脈瘤，舉凡：眼睛、眼球、眼肌、神經肌肉接合處、司管眼球運動的腦神經和腦幹病變，甚至抗癲癇藥物的副作用等，都需考慮在內。

就診時，提供醫師這四點訊息

發生複視狀況而就診時，要靠我們提供明確的資訊，讓醫師根據這些症狀，推斷是眼球構造、眼神經或腦幹的問題，如此把可能的病灶定位後，再佐以必要的實驗室檢查，以做出最正確的診斷。有時還需要觀察一段時間，才能夠確診。

如果出現了複視，要如何向醫師提供明確的訊息？

一、自己可以先區別是單眼複視，或雙眼複視

這個方法有助於先判斷：你應該看眼科？神經內科？還是兩科都看？

（一）單眼複視，看眼科：如果像吳太太的情況，遮住右眼時，複視消失，當遮住左眼時，複視仍在，表示複視是右眼所造成的；反之亦然。這稱為「單眼複視」，應是眼睛或眼球的問題，請看眼科。

（二）雙眼複視，看神經內科：請先分別遮住一隻眼睛，看複視是否消失。如果不管遮住哪隻眼睛，複視都消失，兩眼同時看才有，稱為「雙眼複視」，應該是神經系統的問題，請看神經內科。

（三）必要時，也可能需要兩科都看：比如眼科醫師檢查之後，認為是肌無力或中風，則轉介或請病人看神經科。有時診斷不確定或者太複雜，也需要兩科都看。

二、雙影是左右或上下

到了診間，請告知醫師所見的雙影是：水平的左右影像？還是垂直的上下影像？

三、有無伴隨的症狀

例如：眼皮下垂，臉部麻木，手腳無力，嚴重頭痛或發燒等現象，有助於醫師確認是何種神經病變。

四、疾病情況

告訴醫師，是否有糖尿病、高血壓、頭部外傷、服用安眠藥或抗癲癇藥物等情形，以利醫師鑑別診斷。

吳太太去看了眼科醫師，經過詳細的視力、眼壓、色覺、眼球運動、稜鏡交替遮蓋檢查、立體感、兩眼融像和細隙燈等檢查，發現她的近視與散光程度並沒有加重，但右眼有輕微白內障及乾眼現象，雖然不能確定是造成她單眼複視的原因，但多少有關聯。

醫師開了治療眼睛乾澀的眼藥水，並請吳太太每天看電腦和手機的時間不要太久，讓眼睛充分休息。

驚見照片裡的自己嘴歪，是中風嗎？

★顏面神經麻痺時，仍會感覺到冷、熱和疼痛★

病變的位置不同，後續的檢查、診斷、治療與預後也就有所不同。

嘴歪、眼斜，先看神經內科

七十歲的王女士和朋友聚餐時，拿出手機拍照合影。回到家後，她想把手機裡的相片傳給女兒分享，一看相片，卻發現微笑的自己怎麼嘴巴歪歪的，而且左右眉毛的位置上下不一。她趕緊照鏡子，動動嘴，嘴角果然歪向左邊，眼睛往上看時只有左邊眉毛上揚，並且右側額頭不見抬頭紋。雖然手腳都靈活，但她很擔心自己是不是中風、得了腦瘤或其他怪病，甚至還懷疑是否與當晚的餐點有關。

為此，她一夜難眠，隔天早上立刻掛神經內科門診。醫師診斷是輕度的右側「周邊顏面神經麻痺」，幸好，既不是中風，也不是腦瘤。由於王女士沒有糖尿病，右耳也沒出現帶狀疱疹的水泡或疼痛感，因此，判斷她的周邊顏面神經麻痺是屬於原因不明的「貝爾氏麻痺」（Bell's palsy）。

醫師為王女士開立了一星期的口服類固醇，並示範給她看如何做臉部運動，如：噘嘴、鼓起臉頰、吹口哨和臉部按摩等。而因為顏面神經麻痺使她右眼的眨眼次數明顯減少，醫師也開給她眼藥水，以滋潤眼睛，預防眼角膜受傷。

好嚇人！是腦中風嗎？

我們的臉部表情能傳達許多訊息，揚眉齜牙、瞇眼撇嘴、皺眉噘唇，都會不經意地透露出心中的喜怒哀樂，而牽動臉部肌肉、創造豐富表情的，就是顏面神經。

人類的腦神經是左右對稱的，共有十二對，除了第一對「嗅覺神經」和第二對

「視神經」外，其他的腦神經由位於大腦半球下方的腦幹出來後，分布到頭、臉、喉頭和頸部的器官。

其中，第七對腦神經管的是臉部的肌肉動作，所以又稱為「顏面神經」。但是臉部的疼痛和冷、熱等感覺，是由第五對腦神經（又稱為「三叉神經」）所管轄，因此，當一個人的顏面神經麻痺時，臉部的皮膚感覺卻仍然是正常的。

顏面神經源自於腦幹的神經細胞，屬於「周邊神經」，像王女士的情況就是周邊顏面神經麻痺。不過，腦幹的神經細胞還受到對側大腦的控制，從大腦到腦幹這一段通路，就是許多人都聽過的「中樞神經」。

就像王女士最初很擔心自己是罹患腦中風或腦瘤，當我們因臉部肌肉麻痺或沒力而上醫院時，在臨床上，醫師首先要區別是中樞神經病變（如腦中風、腦瘤等），或是周邊神經病變（如貝爾氏麻痺），因為病變的位置不同，後續的檢查、診斷、治療與預後也就有所不同。

但幸好，這兩種疾病有個明顯的區別可作為鑑別診斷的好線索：由於額頭肌是受兩邊中樞神經的支配，所以患者**若是腦中風等中樞神經病變時，仍有抬頭紋；而周邊顏面神經病變時，同側的抬頭紋會消失或明顯減少。**

最常見的「貝爾氏麻痺」症狀

顏面神經由腦幹出來後，有一段漫長曲折的路要走，需經過顱內顳骨及膝狀神經節。顏面神經除了有支配臉部肌肉的主要運動神經外，還有兩個分枝：一枝到舌頭的前三分之二，司管味覺；另一枝到耳殼的前端部分，負責此處的感覺。

在這段行經的過程中，顏面神經若受到傷害，就會造成顏面神經麻痺，而外傷、感染或腫瘤等都可能導致，例如：當帶狀疱疹病毒侵犯到顏面神經的膝狀神經節時，不僅會造成顏面麻痺，同時在耳殼的前端部位會出紅疹及水泡，用抗病毒藥物治療可見效。

造成顏面神經麻痺最常見的疾病，便是王女士患的貝爾氏麻痺，約占百分之七十的比例。貝爾氏麻痺通常是在單側出現一般人熟悉的「嘴歪、眼斜」症狀，剛開始時的症狀輕微，但通常會在四十八至七十二小時內發展到最嚴重的狀況。

這種病可能發生在任何年齡的人身上，每年的發病率大約是每十萬人中有三十人，所以不算少見，不過，真正的發病原因仍不明。和一般人比起來，孕婦、上呼吸道病毒感染者、免疫力降低的人，以及糖尿病患者，罹患這種病的機率稍高。

在貝爾氏麻痺的患者中，大約有百分之七十的人在三個星期內會有明顯的進步，過了四個月左右則會完全恢復，醫師開給王女士的口服類固醇可以加速復原情形。這種病情的用藥與帶狀疱疹引起的顏面神經麻痺不同，貝爾氏麻痺一般不建議服用抗病毒藥物。

另外要注意，**如果因麻痺而造成眼睛無法閉攏，就需要戴眼罩，並點眼藥水，以防止眼角膜受傷。**

王女士遵從醫囑，每天努力做臉部復健動作，兩個星期後就有了明顯的進步，照這樣看來，相信她會完全康復。

平常可以自在活動臉部時，完全不會意識到皺眉、眨眼等簡單的動作，背後的過程有多麼不簡單，透過神經系統精密又細緻地運作，才能維持我們的正常面貌。

中風患者自我封閉，當心誘發憂鬱症

★中風患者的心理層面，常常被忽略★

年紀大了，本來就有可能罹患老年憂鬱症，中風後更容易產生憂鬱症。

心理上，也會有中風的後遺症

六十二歲的陳太太在兩年前因左腦發生「缺血性腦中風」，導致右側肢體無力，並罹患失語症。但她積極地做復健，右側肢體的力量恢復情況良好，漸漸地，她能夠自行活動，語言能力也明顯進步了。

只是她因為講話速度變慢了，有些字眼想不起來，需要人提醒，因此，常常不肯參加親友們的聚會。

不過，親友們一開始對於她婉拒邀約的事不以為意，因為她原本是個活潑、外向的人，雖然曾經中風，可是大家認為既然她幾乎完全康復了，假以時日，她應該會慢慢走出來，回到像從前一樣積極、活躍地過日子。

然而，陳太太變得愈來愈自我封閉：**以前喜歡的電視節目，現在都不看了；食欲差，睡不好，而且變得沒有自信，不敢獨自走出家門，甚至出現「想死」的念頭！**

到了這個地步，家人們才警覺到她可能患了憂鬱症，趕緊帶她看精神科門診。

不能小看的「中風後憂鬱症」

中風的症狀視腦部受損的部位和面積大小而異，嚴重者會出現意識障礙，甚至有生命危險；輕者則有偏癱、失語和行動不便等神經障礙。

雖然有少數人能完全康復，不過，大部分的病患或多或少都會留下後遺症。因此在中風的急性期，著重在搶救生命，減少腦部受損情況，並預防再度中風；之後的復健，則著力於肢體康復和語言治療。

然而，中風患者的心理層面卻常被忽略，例如憂鬱症。

雖然在臨床上不太被注意，但有關「中風後憂鬱症」（poststroke depression）的研究其實非常多：**大約有三成的中風病人會出現憂鬱症狀，在中風後三個月左右最容易發生**，甚至會罹患重鬱症，並且演變成反覆發作的慢性病。而這些在中風後約三個月出現憂鬱症的患者，產生神經障礙的情況較嚴重，常常無法回歸工作軌道，生活品質也較差，在往後五年內的死亡率更是比較高。

研究並顯示，中風後，因神經障礙的症狀嚴重、生活無法自理、經濟條件差，以及社會支持網薄弱，比如缺少家人的支持等因素，較易誘發患者得中風後憂鬱症；若之前就得過憂鬱症、中風或其他慢性病，也是憂鬱症的危險因子之一。

年紀大了，本來就有可能罹患老年憂鬱症，中風後更容易產生憂鬱症；原本活力充沛的年輕人突然偏癱或行動不便，打擊太大，也可能出現憂鬱症。所以年齡不是主要的因素，而男性和女性罹患中風後憂鬱症的比例，也沒有明顯的差別。

關於抗憂鬱症藥物的研究

既然有高達三成的中風病人會發生憂鬱症，又無法精準預測誰會得憂鬱症，那麼在病人中風後就開給他抗憂鬱症藥物，是不是就能預防憂鬱症的發生呢？

有一篇發表於二〇一三年的論文，透過對八個小規模臨床試驗作統合分析，共有七百七十六位無憂鬱症的中風患者，結果發現：中風之後，服用抗憂鬱症藥物三個月到一年後，憂鬱症的發生率比服用安慰劑者低，顯示抗憂鬱症藥物有可能預防中風後憂鬱症的發生。

另外，也有許多小規模的臨床藥物試驗顯示，要治療中風後憂鬱症，除了由心理治療著手之外，抗憂鬱症藥物的療效也明顯比安慰劑佳，大約八成病人有進步。

抗憂鬱症藥物最常見的是「選擇性血清素回收抑制劑」（ＳＳＲＩ），但因抗憂鬱症藥物仍有副作用，在臨床上要用來預防或治療中風後憂鬱症，必須先經過審慎評估，目前並非常規的治療方式。

最佳的治療是「預防」

其實，最好的治療當然是「預防」。要預防中風後憂鬱症發生，除了病人自己要積極地接受治療、配合做復健，家人支持與親朋好友的鼓勵也很重要，協助中風者做好自我調適、心理建設，以及嶄新的生活規劃，就有可能隨著復原情況進步，遠離憂鬱。

陳女士中風之後的復原良好，過去沒有憂鬱症病史，社交支持網也完整，卻仍然發生憂鬱症，原因令人百思不解。但試想：一個原本行動自如的人突然中風了！衝擊之大，難免會引發焦慮和憂慮。

如果患者中風後過了三個月，情緒仍然低落，且食欲差，變得對原有的嗜好沒興趣，老覺得疲累而提不起精神，睡眠品質差或白天嗜睡，自覺一無是處，甚至出現了想死的念頭，就要思考是否罹患了中風後憂鬱症，要盡快陪伴患者去看醫生。

因此，家人與醫護人員的觀察和警覺性非常重要。

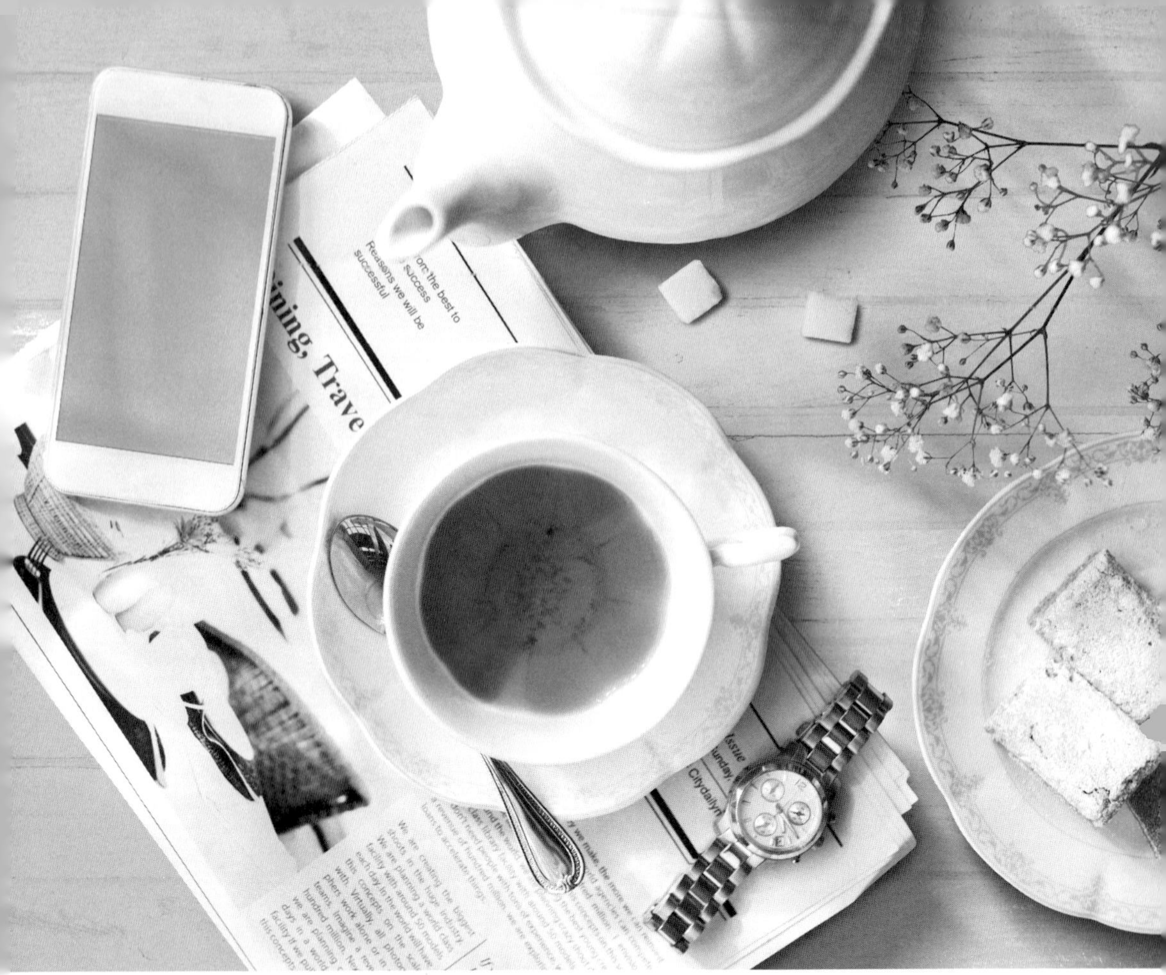

安靜下來，耐心地聽，
想說的人，慢慢地說。

他失語，請有耐心地讓他慢慢說

★雖然聽得懂別人的話，自己在表達上卻有困難★

中風造成的失語症大多能慢慢進步，有的病人還可以完全康復。

愈急，愈講不出話來

兩年前，七十多歲的王先生因心房顫動導致左腦發生「缺血性中風」，造成右側肢體無力和失語症。經過積極地復健後，他右側肢體的活動能力完全恢復了，但是仍有些語言障礙。

王先生雖然聽得懂別人的話，自己在表達上卻有困難，說話時，常常得同步在腦海裡搜尋正確的字眼，有時會出錯，例如：把一千元說成一百元，把蘋果叫做香蕉，因此，他講話的速度變慢了，尤其當他愈心急就愈講不出，講不出就發脾氣，血壓就飆高。每當家人聊天時，他老是插不了嘴，於是他就會揮揮手說：**「嘿，大家都停下來，讓我慢慢講。」**這時，大家便安靜下來，耐心地聽，讓他也有表達的機會。

個性外向、在團體中表現活躍的六十歲劉女士，一年前也因中風而發生了失語症，雖然一直在進步，但因表達困難、說話慢，在聚餐場合常跟不上話題，而不想與朋友來往，逐漸變得孤單，甚至憂鬱。幸好，她的朋友及時發現了這個問題，於是大家輪流與她小聚，**每次聚會的人數減少到兩、三位，讓她不覺得緊迫和焦急，而能夠慢慢地說**，與朋友分享心中的感受。

先從了解「失語症」開始

「失語症」是左腦的語言中心（主要是額葉、顳葉和其連結的神經纖維）受損，而產生的語言障礙，依受損部位的不同，而分別有表達、理解、命名和書寫等困難。可能造成失語症的疾病包括：腦瘤、腦外傷、阿茲海默症和額顳葉失智症等退化性疾病等，其中，以腦中風最常見。

失語症的預後，與致病的種類和嚴重度有關，比如：阿茲海默症導致的失語症，會隨著病情進展而愈來愈嚴重；中風造成的失語症則大多會進步，有的病人還可以完全康復。

有許多因素可能影響「中風後失語症」復原程度的進展，最主要的是受損大腦的區域和受損範圍的大小。然而，有些人的失語症儘管一開始很嚴重，後來卻恢復得很好，除了因為在中風急性期時，腦組織雖受損卻未壞死，重新有血液灌流而恢復功能外，後續的大腦「可塑性」和「代償功能」也扮演了重要的角色。

早在二〇〇六年，學者經由功能性磁振造影的掃描追蹤，發現後來從失語症康復的患者，在他們剛中風的幾天內做語言測驗時，左腦的語言中心和其相對應的右腦區域，「活化性」都很低；約兩個星期後，變成左、右大腦都有活化性，但以右腦為主；幾個月後，則只有左腦有活性。這表示中風後的大腦努力地在重整，讓相對應的右腦區暫時或永久取代左腦的功能，也就是所謂的「可塑性」。大腦可塑性好的病人，語言能力也復原得比較順利。

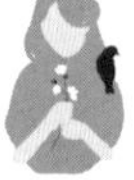

日常生活中，盡量活化大腦

那麼，是什麼在推動大腦的可塑性呢？目前並不確定，但可能與年紀，以及積極的語言治療有關。所以**一旦患了失語症，不要放棄，要努力地復健，並為自己多爭取講話表達的機會。**

若身為失語症患者的家人或朋友，更要耐心地讓病人慢慢說，當他用錯了詞彙時，不要嘲笑，而是要**幫忙找出正確的字眼**。多鼓勵，多稱讚，讓他多參與活動，走出孤獨和鬱悶。

預防癌症，從運動做起

★健康人生的處方箋：運動、活動和快樂★

每天運動十五分鐘，可降低百分之十四的死亡率，相當於增加了三年壽命。

突如其來的肺腺癌

六十六歲的黃太太自費做全身磁振造影健康檢查時，發現肺部有個一公分大小的結節，疑似是惡性腫瘤。醫師為她進行腫瘤及肺葉切除手術，證實是第一期的肺腺癌，後續不需做化療或標靶療法，只要定期追蹤即可。

黃太太心想，自己不抽菸、不喝酒，生活習慣良好，也沒有癌症的家族史，「我到底為什麼會得肺腺癌？」她一方面覺得癌症真的無從預防，一方面也擔心會復發，便去請教主治醫師。

「只要你多活動，多去郊外像是陽明山走走就可以了。」醫師回答。

黃太太心想：「就這麼簡單嗎？」

與「自然殺手細胞」有關

運動可以增進體能，讓身心舒暢，不僅可以預防心血管疾病、糖尿病和失智症，近年來的流行病學研究更顯示：多活動還可以減少罹患乳癌、大腸癌、子宮內膜癌和攝護腺癌的風險，並且有助於降低乳癌與大腸癌的復發率。

那麼，活動量高的運動選手是否就比較健康呢？

來自美國梅約診所的一篇統合分析論文，整合一九七一年至二〇一二年間所發表的十篇研究論文，共以四萬兩千八百零七位世界各國、不同運動項目、曾參加奧運或其他國際比賽的頂尖選手為研究對象，發現這些選手比較長壽。這些選手的標準化死亡比（SMR）為一般民眾的百分之六十七，而罹癌死亡的標準化死亡比更比一般人低，只有百分之六十。

目前對於「運動有助於降低罹癌風險」的作用機轉，有許多種理論，其中最吸引人的是：運動可以增加免疫力。科學家在實驗室裡發現，老鼠跑滾輪時分泌的腎上腺素，會把體內組織的「自然殺手細胞」帶入血液中，再加上運動時，肌肉收縮所產生的介白素—6會促使自然殺手細胞進入腫瘤內，殺死癌細胞，使腫瘤體積縮小百分之六十。

不管再忙，每天至少運動十五分鐘

根據二〇〇八年「美國衛生及公眾服務部」的體力活動指引，**每週至少要做七十五分鐘的強度運動（像是慢跑、網球及游泳），或是一百五十分鐘的中等強度運動（如快走、園藝活動和跳國標舞）。**

不過，雖然運動時間愈長，效果愈好，但也不能做得過度，比如中等強度運動若每天超過一百分鐘，好處並不會繼續增加。根據二〇一一年，台灣國家衛生研究院發表於醫學期刊《刺胳針》的八年長期追蹤研究，發現若跟平日不活動的人相比，只要每天運動十五分鐘，就可降低百分之十四的死亡率，相當於增加了三年壽命。

在實際生活中，如何實行呢？

平常有規律運動的習慣最好，如果沒有，則至少每天一定要出去走走，天熱時選擇清早或傍晚時分，到住家附近的商店、市場或公園逛逛都好。

平常出門搭捷運或公車，從家裡和站牌來回需花上好幾分鐘，如此每天至少會有四十分鐘的走路活動。

每週和朋友或家人到郊外健行一次、其他如：打太極拳、做氣功和游泳等活動，再加上不定期的國內、外旅遊，就遠遠超過運動的低標了。

可見，黃太太的醫師建議她「多活動」，不是隨意說說，而是有醫學根據的，並且是個預防癌症復發的處方箋。只不過，這個處方箋不是藥物或食物，而是要運動、活動和快樂。

四

就醫

看病，需要「靠關係」嗎？

★ 找對看診的醫師最重要 ★

只找一位最有影響力的人就好，才不會讓醫師疲於接電話和給承諾。

華人講究關係

一位八十歲的男士日前需要動心臟瓣膜手術，發現自己原本熟識的醫師朋友們都已退休了，於是經朋友輾轉引介，終於找到一位心臟外科權威，手術成功，康復出院。

看病要靠關係嗎？華人社會一向認為「關係」很重要，買票、訂位、求職、做事要靠關係，政壇、商場要有人脈，就連掛號看病、住院開刀也講求關係，才能找到好醫師，得到好的治療。

是這樣嗎？

一張圖片裡畫著一隻雞、一條牛及一堆青草，請問，其中哪兩項比較接近？

這是一九七二年十二月《國際心理學期刊》的一篇論文中的圖片。作者是美國印第安納大學的教授，他用這個問題問了三百一十六名美國小孩及兩百二十一名華人小孩。

華人孩子的答案幾乎都是「牛和草」，因為牛吃草；而美國孩子則認為是「牛和雞」，因為牛和雞同屬動物，而青草是植物。可見中西方文化不同，思考模式迥異。一般而言，華人講究關係、互動及全觀，西方注重歸類、規則及分析。

過度關照，可能招致反效果

講求關係，其實有時候會給醫師帶來困擾。

有一次，我受朋友之託打電話去關心一位住院病人的病情，接電話的那位年輕醫師既無奈又委屈地說：「在你之前，已經有十幾通電話來關照，我都忙著向大家解釋病情，沒時間看病人了。」

醫師承受了來自四面八方的關照，花在病人身上的時間反而減少，而且在壓力下，表現可能會不如預期，造成「VIP症候群」。就好比資深醫師盯著實習醫師替病人打點滴，囑咐他要好好打、要一針見血，那麼結果很可能是：實習醫師因過度緊張而戳了好幾針，就是扎不進血管裡。

因此，如果住院不放心，要請人向醫師關照，只找一位看來最有影響力的人士就好了，才不會讓醫師疲於接電話和給承諾。

我的經驗

我以前看診時，難免會有親朋好友或同事介紹病人前來，我都告訴他們：「請先不要告訴我病人的名字，我記不住；就算記住了，在門診時一忙也會忘記。所以，請他本人到門診來時，主動告訴我是誰介紹的就好了。」其實，主要是病人覺得「有講有保佑」，轉介者和醫師也覺得盡力了，大家都心安。

另一方面，也有人對看病找關係很不以為然。多年前在門診的診間，有位女士的病情比較特殊，我隨口問：「你是有人介紹來的嗎？」

她回答：「是誰介紹的跟看病有關係嗎？」

我愣了一下，說：「要是介紹你的人問起你今天是否有來看診，我才容易聯想得起來啊。」

另一位病人從南到北看了許多醫師，我問她同樣的問題，她說是求神卜卦，指引的方位剛好落在我所在的醫院和診間。好奇特的引介。

曾有位六十歲的女士急性腹痛，由她一位退休的護理師朋友帶著掛急診，該做的檢查都做了，仍不確定病因。在急診室的通道上，護理師巧遇以前認識的外科醫師，於是請他順道看看生病的朋友，並在與急診室的醫師討論後，建議朋友做剖腹探查手術。

結果開刀發現是，朋友患了非常不易診斷，且可能危及生命的「小腸缺血性壞死」！動手術切除一段小腸後，她康復出院了。

這位女士真是幸運，天時、地利、人和，配合得剛剛好。

醫病之間，有時也需要緣分

幸運是可遇不可求的，而且，不是每個人都有醫師朋友或與醫師相熟的朋友。那麼看病時，怎樣才能找對醫師？

一、找資料

可以透過親朋好友們口耳相傳，也可以請教自己平常看病的醫師，或者上醫院的官網、門診網路掛號系統，查詢醫師的專長。而且平常報章雜誌若有醫師團隊的專題報導，最好稍加留意。

二、做準備

看病前，先將病情和要詢問醫師的問題寫在一張紙上，看診時才不會忘記。

三、重溝通

醫病關係不僅建立在雙方互信與充分溝通，也需要一點緣分。如果覺得溝通不良，不用勉強，可以改看其他的醫師，但是對第二位醫師要據實以告，如此不僅能增加醫師對病情的了解，也才不會重複檢查。

四、記症狀

有些疾病在剛剛發生時症狀不明顯，難以確診，後來症狀愈來愈清晰，診斷才會浮現，所以**病症發展的「時間點」，是醫師診斷的重要關鍵。**

醫師的本職是看病，每位醫師都希望盡心盡力地為病人醫治，或許說話方式和看病態度會有些許不同，但不會因為「有關係」或「沒關係」，而對病人有不同的診療方式。

我認識的醫師，幾乎都退休了

★有慢性病，最好找比自己年輕的醫師★

看病需要認識新一代的醫師，人際上也要認識年輕的朋友。

年輕的護理師不認識老院長

八十歲的陳先生需要動心臟手術，經朋友輾轉引介給一位他不認識的心臟外科醫師。手術成功了，但他很感慨地說：「沒想到我一輩子結交各個科別的醫師朋友，等到今天要請他們幫忙時，卻一個個都退休了。」

二十多年前，陳先生與他的醫師朋友們結識，醫師才只四、五十歲。那時候，陳先生的身體狀況不錯；等到他年紀漸長，器官逐漸出現問題，醫師朋友們也都相繼到了退休的年齡，使得上力的地方不多了。

不僅陳先生有這個困擾，我也常被親朋好友詢問什麼病症應該看哪位醫師。我只好很無奈地回答：「我知道的醫師大多退休了。」

醫學的進展日新月異，後起之秀人才輩出，不僅我不認識年輕醫師，年輕醫師也不認識我。即使是醫院院長，退休幾年後，新進人員也大多相見不相識。多年前，曾有家醫學中心的當任院長穿著便服到急診室巡視，一位年輕的護理師很客氣地問他：「老伯伯，請問您有什麼事嗎？」

醫師比病人先退休

退休是人生的重要里程碑，平常大家所著墨的是退休者的心理調適，以及培養新的興趣、擔任志工、展開第二或第三人生，與老伴、老友同遊共學等，卻很少提及與自己生活息息相關的人也會退休，例如：替自己剪髮多年的美髮師、長期光顧的傳統菜市場老闆、餐廳的大廚和會計師等。這些行業常有家族傳人或公司接班人，比較不成問題，但如果是自己就診多年的醫師退休了，則要多費心思。

曾聽一位資深醫師說，有次門診，他問一位初診病人為何會掛他的號。病人回答：「我原本看的醫師退休了，他把我轉介給第二位醫師，後來那位醫師生病過世了，我只好請朋友介紹，才來到你的診間。」當時我年輕，聽了覺得有趣，從沒想過醫師竟然會比病人先退休，甚至先走一步。

轉眼之間，不僅那位資深醫師早已退休，連我都退休多年了。

在醫療方面，必須提早為自己做打算

現代人長壽，退休後，還有一、二十年的生活要過，因此在醫療方面必須提早做打算。如果最近才發現得了高血壓、糖尿病等慢性病，需要長期服藥、追蹤，最好找一位比自己年輕的醫師，才不會面臨將來醫師退休的問題。

但**如果自己的醫師即將退休，則可以請他在退休前，推薦你其他醫師，或請他在最後一次看診時，就直接幫忙掛號給他所要轉介的醫師**，如此，醫療照護才有連續性。有的醫師會主動想到這麼做，因為這樣病人才不會有失落感，或覺得被「拋棄」。

若要自行另外找醫師，最好事先申請一份病歷影本或電子病歷紀錄，以便後續的醫師能很快地了解病情。

其實，不僅在醫療照護上需要認識新一代的醫師，交朋友也是一樣。與一群相知多年的老友一起變老，固然交心，但隨著年紀而來的病痛，常令每個人自顧不暇，難以互相照顧。因此，平常也應結交比自己年輕的朋友，不僅能有新視野、新觀點，必要時，朋友還能幫忙出力。

醫師貴人哪裡找？

★醫病之間互相信任，就會彼此認同★

能做出正確的診斷，實在是醫、病雙方的福氣，也就是「先生緣，主人福」。

腰痛，竟然是輸尿管有惡性腫瘤

七十二歲的李太太向來健康，可是某天晚上，她突然感到右腰處疼痛難忍，吃了止痛藥也沒效。隔天，她上醫院掛腎臟內科，做了超音波檢查後發現右腎腫脹，於是醫師把她轉介到泌尿外科，電腦斷層檢查顯示是輸尿管阻塞，可能是結石或腫瘤所造成。

泌尿外科醫師接著進一步地為她做內視鏡及切片檢查，結果病理報告出爐，是輸尿管惡性腫瘤！醫師建議動手術切除，同時告訴她，她可以去別家醫院做二次確診，或者若她想要在其他醫院開刀也沒關係，並且把檢查資料給她。

李太太沒料到自己明明是因為腰痛去看門診，最後卻看出有腫瘤。而且過去只聽過腎臟癌和膀胱癌，沒想到輸尿管也會長癌。

親朋好友們紛紛給意見，有的則幫忙上網查資料，不過，大家都建議她去看看其他大醫院的醫師。可是李太太覺得這位泌尿外科醫師人親切，說話實在，看起來很有自信，讓她很安心，於是她沒有尋求第二意見，接受了右側腎臟和輸尿管全切除手術，成功摘除了腫瘤。

後來，她繼續在那個泌尿外科門診追蹤。

醫師也需要貴人

相信每位醫護人員都有過幸運的行醫經驗，例如：福至心靈地診斷出一個少見的疾病，或者千鈞一髮地搶救了病患的生命。我印象最深的是一位劉醫師在看診時突然胸口不適，他懷疑自己是心肌梗塞，請同事立刻把他送到心導管室。

那天，負責做心導管檢查的醫師剛好完成上一位病人的檢查，正處於等待下一位病人的空檔，沒想到兩位醫師才互相打完招呼，劉醫師立刻休克，血壓降低，脈搏緩慢！經過一番急救，他嚴重阻塞的心血管在第一時間內被打通，並且裝上了兩個支架。劉醫師從鬼門關繞了一圈回來，恢復健康後，過了一個星期又繼續行醫。

幾年前當我發現乳房有硬塊時，立刻找同院一般外科的蘇醫師，做了檢查判斷是惡性腫瘤，他簡單扼要地對我說明病情，建議我開刀，而其後手術時的冰凍切片檢查證實是惡性腫瘤，同時他替我裝上了人工血管，以便後續做化療。化療由腫瘤科的劉醫師負責，我也全程配合。

我可以上網找最新的治療資料，也可以尋求第二甚至第三意見，但我沒這樣做，因為我對兩位醫師的醫術和醫德都深具信心，而且除了都是同事外，蘇醫師還是我的同班同學。我相信他們一定會給我最適當的治療，而我，只要安心地做個好病人就好了。

既然信任，就會認同。

三種方法，有助於就醫時遇到貴人

腰痛，一般人會想到是脊椎或是背部肌肉的問題，而去看骨科、神經內科或復健科。李太太一開始福至心靈地掛了腎臟內科，再被轉診至泌尿外科，不但看對科別，而且遇到了「貴人」，她覺得自己實在太幸運了。

貴人哪裡找？

雖然可遇不可求，但還是有些方法可循，比如：

一、與親朋好友們相聚，聊到病痛和就診經驗時，便加以留意。日後若自己發生了同樣的病症，可以請教對方應該看哪個科別，找哪位醫師。

二、若有認識的醫護人員或平常看病的醫師，請他們轉介最可靠。東方人一向客氣，不好意思直接問醫師到底有多少醫療經驗，或動過多少同樣的手術，這些事情可以間接向醫師的同事或病人探聽。

三、上網搜尋。查Google、上醫院的官網，或從健康類雜誌上尋找醫師或醫療團隊，比較客觀。

看病時，也可以把門診醫師變成你的貴人

・**陳述病情時，要簡潔、講重點**

門診的病人多，醫師的時間、耐心和專注力都有限，因此跟醫師陳述病情時，要簡潔、講重點，而且症狀演變要照時間順序敘述，不要跳來跳去的，**最好事先在心裡演練一番，或做個小抄帶到診間。**如此一來，醫師才能很快進入情況，把時間花在思考、分析、診斷與治療，而不是澄清病情。

・**把藥物名稱寫下來**

可以把目前所服用藥物的英文學名和商品名都寫下來，讓醫師過目，才不會出現重複開藥或藥物相互作用的問題。

・**過去若有較嚴重的疾病紀錄，要主動告訴醫師**

八十歲、重度失智的黃太太某天突然喘得很厲害，臉色蒼白，好像要斷氣般。家屬急打一一九送她至鄰近大醫院的急診室，送醫途中，急救人員為她供給氧氣，約二十分鐘後，她的氣息回復平穩。抵達醫院之後，急診醫師為黃太太做了胸部X光，發現她的心臟擴大，但心電圖和肺部並無病變。

原本，醫師難以確定到底是什麼病，直到家屬提及兩年前，黃太太曾經兩腳腫脹，好像是靜脈血栓。醫師聽了，立刻為她做胸部的電腦斷層血管攝影（CTA），這才發現是肺栓塞，便安排她住院治療。過了一個星期，黃太太康復出院了。

由於家屬不經意地提到病人下肢曾發生深層靜脈栓塞，讓醫師想到病人是肺栓塞的高危險群，而能做出正確的診斷，這實在是醫、病雙方的福氣，也就是台灣俗語所說的「先生緣，主人福」。

醫病之間，相互理解

★醫療，充滿了不確定性★

互信、合理的期待和良好的溝通，對於醫病關係極為重要。

身為醫師，自己生病了也沒轍

張醫師正值盛年，身體一向健康，只有兩年前體檢時，發現了一顆零點五公分大的腎結石。

大約一個月前，他赴上海參加學術會議，抵達當天的凌晨兩點多，被左腰的劇痛痛醒，他猜測是那顆腎結石掉下來的關係。當天下午，他立刻搭機回台，症狀稍歇，但晚上疼痛又起，於是第二天清早掛急診。

果然，腹部的電腦斷層顯示：左側輸尿管內有零點五公分大小的結石，而且輸尿管的上三分之一處完全阻塞了！

泌尿外科醫師當天就為他做了「體外震波碎石」，但沒有成功，左腰的疼痛依舊。隔天，醫師幫他做輸尿管鏡手術，不過，因輸尿管下三分之一有點狹窄，且石頭很硬，擊石後，較大的那塊往上跑到了腎臟而沒被抓到，醫師只好在腎臟和輸尿管之間先放個導管，暫時解決了他的疼痛問題。

於心不忍

張醫師為了回應同事和親朋好友的關切，以電子郵件把病情告知大家，引起了各種迴響，其中最多的是「於心不忍」。

任職於教學醫院的他，行政、臨床與研究一肩挑，不僅常應邀出國演講，來去奔波，而且門診的病人眾多，一看就是七、八個小時，中餐隨便吃，儘管因為與病人對話而需要一直喝水，但他很少跑廁所，如此憋尿是否與腎結石有關？出國在外，水分補充可能不夠，是否因此誘發了結石疼痛？大家一致勸張醫師要把生活步調放慢。

還有，兩年前發現腎結石時，他是否就應該先處理，以免日後疼痛？

信任，真的很必要

然而，我更感慨**醫師不僅沒有不生病的豁免權，而且即使有最好的醫療資源和最貼心的治療，也不見得百分之百順利，一定就會治療成功，那是因為醫療本身充滿了不確定性。**

看似成功率很高的震波碎石術與輸尿管鏡手術，卻因病人本身的情況，甚至無法控制的運氣因素，而有不同的結果。醫療人員如張醫師對此情況深能體會，自認是運氣稍差，而落入那少數不成功的機率中。當然，**能如此心平氣和地接受治療的結果，是因為對醫師和其醫療團隊的高度信任**——身為醫師，都是希望治療成功而全力以赴的！

醫療，沒有絕對的把握

朋友有位高齡長輩罹患了心臟病等多種慢性病，住在護理之家，最近因腳腫而服用利尿劑，但又造成鉀流失而需補充鉀劑。

朋友向醫師質疑：「怎麼會讓老人家一下子腳腫，一下子血鉀太低呢？」主治醫師回答：「老人家的身體，有一點風吹草動就會有變化的。」

後來，朋友問我：「醫師的這種說法，是不是不負責任？」

我告訴他：「醫療沒有絕對的把握，醫師只能遵照一般醫療原則，再因應個人情況做微調節，希望達到最好的效果，但不要期望完美，甚至回復到年輕時的健康。體弱多病的老人家就算沒有風吹草動，身體的組織系統也會因自行退化而有變化啊！」我並將張醫師的就醫情形說給他聽，朋友聽了，對醫療的不確定性才較為釋然。

張醫師的情況，和我這位朋友的例子，再度印證了互信、合理的期待和良好的溝通，對於建立友善的醫病關係有多麼重要。

醫病之間，哪些玩笑開不得？

★要以「同理心」為基礎★

針對事情、狀況或醫療人員發揮，而不是以病人為對象，最不容易出錯。

什麼是「好的」幽默？

幽默的話語讓人會心一笑，帶來喜悅和歡樂，化解衝突與尷尬，並減低傷痛。有幽默感的人處處受歡迎，人緣佳，事業也可能較順利。在演講開頭先講個幽默小故事，可以化解嚴肅氣氛，拉近與聽眾的距離。

一般而言，好的幽默需具備這兩個因素：首先是偏離常理或不符合一般思考邏輯的陳述，令大家錯愕並開始動腦筋；接著是出乎意料之外的結果，以點睛之筆解除大家的疑惑，讓人釋懷、會心微笑，甚至開懷大笑。

有人天生幽默，但幽默感也可以從後天學習而來，如從小在家裡耳濡目染，成長過程中從同學、同事或朋友間借鏡，更可由書本、網路、ＤＶＤ、歡笑廣播或電視節目等學習，勤加演練及背誦，幽默感自會適時而出，增添歡樂。

說笑話，要掌握好分寸

幽默大致可分為：攻擊、親和、自我貶抑和自我提升等四個類型，不見得都是如此大悅人心。

攻擊型的幽默易傷人自尊，甚至帶來不良後果。例如：丹麥作家安徒生衣著樸實，有一次，他戴了一頂舊帽子出門，路人問他：「你腦袋上面那個東西是什麼？能算是帽子嗎？」安徒生反問：「你帽子下的那個東西是什麼？能算是腦袋嗎？」針鋒相對，相信兩人心裡都不會太舒服。

親和型與自我貶抑型的幽默，最受大家喜愛，例如：臉長得長長的林肯在競選參議員時，對手批評他是兩面人，林肯不慍不火地說：「你想，如果我有另一副面孔的話，我還會以這一副尊容示人嗎？」真是睿智的自貶型幽默。

自我提升型的幽默，不太容易做到。例如：愛爾蘭劇作家蕭伯納在街上行走，被一個人騎車撞倒在地，幸好沒有受傷，騎車的人急忙扶起他，連連道歉。可是蕭伯納卻做出惋惜的樣子說：「你的運氣不好，先生。如果把我撞死，你就可以名揚四海了！」

幽默能活化大腦

幽默是高層次的大腦功能，需要專注、記憶、語言、理解、邏輯、判斷和思辨等能力。腦部功能性磁振造影研究也顯示，一個人在發揮幽默感的過程中，大腦的額葉、顳葉、頂葉以及中腦邊緣系統，都有活化現象，尤其以右側額葉最為明顯。

幽默既是人際關係的潤滑劑，想當然耳，對於促進醫病關係的融洽也應有助益。但是，幽默與個人、教育和文化背景等有密切關係，比如東方人對電視上的西方式談笑內容，常覺得不知所云。此外，涉及種族、宗教、政治、性別和個人缺點的笑話，更是禁忌。因此，在講求效率的現代，很難在短暫的就醫時間內出現幽默的情況，當病人的狀況危急時更是不宜。

所以，雖然醫療人員彼此之間可能有許多笑話或幽默對話，以舒緩工作壓力或幫忙度過低潮，卻比較少出現於醫病之間。

開玩笑要小心，別開到病人頭上

即便如此，醫病之間還是可以適時保有幽默，而且如果是針對事情、狀況或醫療人員發揮，而不是以病人為對象，最不容易出錯。

・高明的玩笑

當年我因為得了乳癌要開刀，住進病房時，一位病房服務員看著穿病人服的我說：「唉！當醫生的人，怎麼把自己顧成這樣？」我笑了笑回應：「醫院這麼大，開銷怎麼維持？我也來照顧一下啊！」

又如國外的例子，有位為慢性背痛所苦的女士，在門診半開玩笑地對看了多年的醫師說：「你可以開點氰化物給我嗎？」醫師回答：「可以的，但是這樣做對我的生意不好，你就不會再來我這兒追蹤了。」

・弄巧成拙

不過，缺乏同理心的幽默會帶來反效果，甚至災難一場。

來看一個國外的例子：

有位婦產科醫師告訴病人，她會陰上的病變塗抹睪固酮軟膏會有效。

病人因擔心副作用而問：「那我臉上會長毛嗎？」

醫師回說：「不會，但你可能會長出男性生殖器。」

醫師可能自認回答得聰明又風趣，但是聽在病人耳裡卻是粗俗，覺得被藐視，不受尊重，**這種笑話嚴重損害了醫病互信**。因此，醫病之間的幽默用語需審慎，並且要以同理心為基礎。

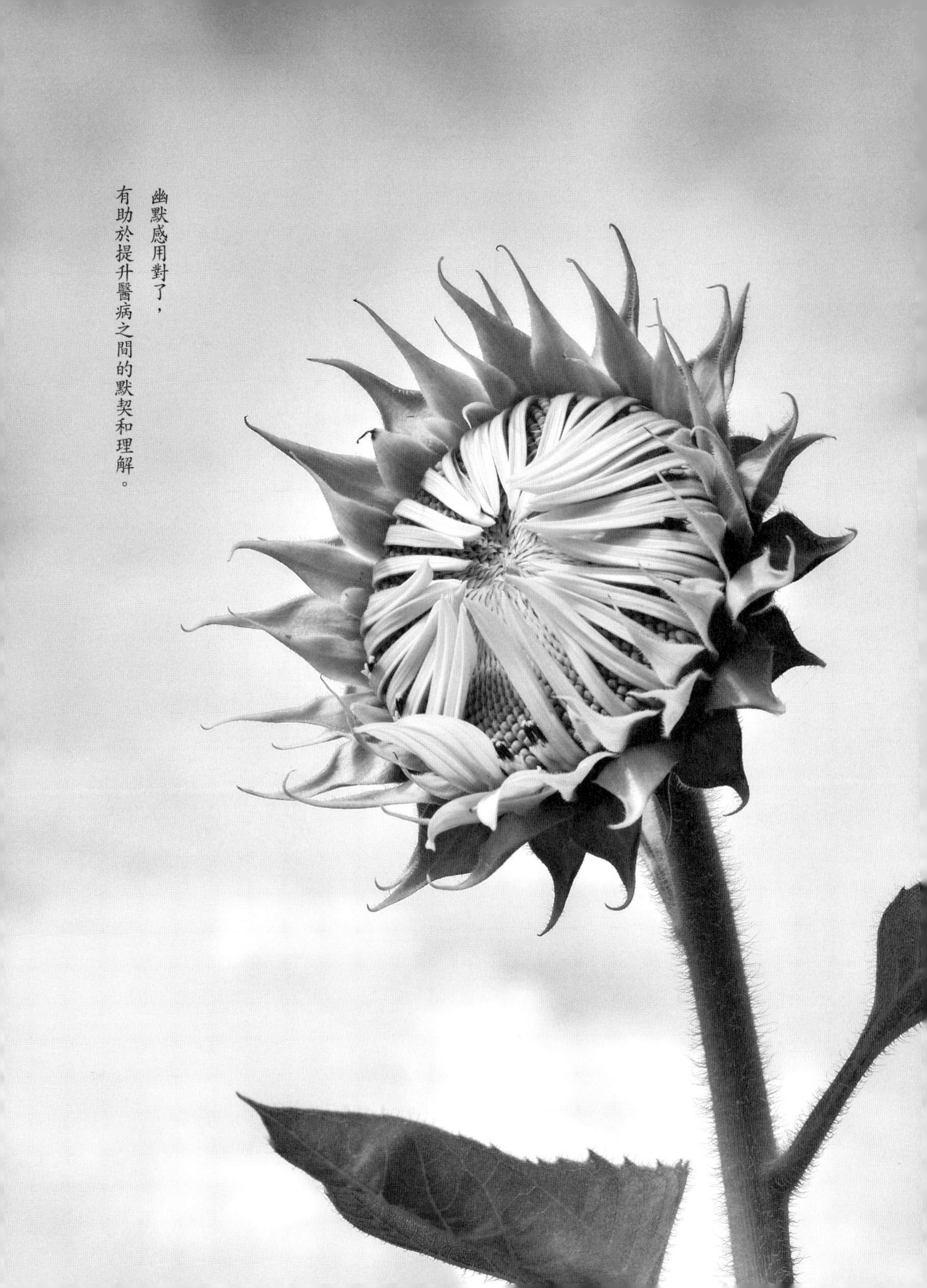

幽默感用對了，
有助於提升醫病之間的默契和理解。

手術的後遺症，醫師怎麼沒有事先講清楚？

★醫師要詳細說明，病人則要明確地提問★

醫師、病人與家屬做好三方溝通，避免彼此因不了解而產生誤解。

高難度手術成功了，病人卻開始胡言亂語？

朋友的先生四十八歲，在家中突然癲癇發作，全身抽搐，不省人事約幾分鐘。家人立刻送他到附近大醫院的急診室。

醫師立刻讓他住院，為他做了腦部磁振造影檢查，發現左側顳葉有動靜脈畸形，腦血管攝影也證實了這項診斷。

神經外科的主治醫師對朋友解釋可能的治療方案，她自己也上網查了相關資料，最後，醫病雙方一致決定先做血管栓塞治療，將這個動靜脈畸形的範圍縮小，再動開顱手術切除。

聽說手術順利，我很為朋友高興，她卻說：「我先生神智不清，胡言亂語，開刀才一個星期，醫生就要我們出院。他這個樣子，我回家怎麼照顧！」言下盡是擔憂和困擾。

術後失語症，並非神智不清

我請朋友帶我去看看她先生，他躺在床上，聽到了問候，只是笑笑地看著我們。「你叫什麼名字？」我問，而他只含糊不清地說了幾個不相關的字眼。

我請他把右手舉起來，他沒有動靜，於是我把自己的右手舉高做給他看，他也跟著舉起手，我發現他右手稍微無力。

他顯然是有失語症，也就是言語表達、理解和命名能力都出現了障礙。他的神智是清醒的，所謂「胡言亂語」其實是因患了失語症，既聽不懂又無法正確表達所造成的「答非所問」。

走出病房，我問朋友：「在動手術前，醫生有提到可能會發生的併發症和危險嗎？」

「有啊，手術同意書裡還提到可能有死亡和麻醉的風險。醫生也說顳葉部位開刀，可能會影響到言語能力。」她回答。

我說：「這就對了，你先生因動手術影響言語能力，造成了目前的失語症，他並不是神智不清，回家後會慢慢進步的。」

朋友不但沒有釋然，反而有點慍怒地說：「開刀前，我知道可能會影響言語能力，但是並不知道原來是這樣的狀況。我還以為我老公是神智不清。我又不是醫生，不曉得什麼是失語症，也沒看過得了失語症的人會怎麼樣。開刀後，醫生也沒提到『失語症』這個名詞。有一次，我問醫生：『我先生目前情況如何？』他竟然說：『以前這種病是會死人的。』我一聽，就不知道要如何問下去。」

醫學術語，一般人當然有聽沒有懂

朋友平常話不多，她的這串連珠炮讓我聽了好感嘆：這又是一個醫病溝通問題！

醫師可能以為家屬知道，失語症就是手術前告知的「會影響言語能力」，卻不知家屬不會自動把這兩者連在一起。

隔行如隔山，不要說一般人，即使是教育程度高的人，對於疾病症狀與醫學術語也是不了解的。

醫師說：「以前這種病是會死人的。」應該是要凸顯這次高難度手術的成功，但家屬感受到的卻是專業上的傲慢，並且認為時代不同了，醫學進步了，難道病人除了「不死」，就不值得有比較好的生活品質嗎？

我告訴朋友，她先生真的很幸運，動靜脈畸形是以癲癇，而不是以破裂出血表現，對腦組織的破壞較少，而且癲癇發作時，他人剛好在家，可以立即送醫，而不是在開車、過馬路或山區健行時發生，否則更是危險！

既然手術成功了，假以時日，失語症也一定會進步。而目前她與先生最好的溝通方法是：經由肢體語言和面部表情，或猜測他的心思，講出幾個名詞讓他選擇，減少他的挫折感。

向醫師提問更直接，獲得的回答，也就更清楚

生病時，我們都希望遇到醫術高明、有同理心且能充分溝通的好醫師。良好的醫病溝通有助於正確診斷，讓病人遵循醫囑，增加治療效果，並且避免醫療糾紛。

大部分的人都不是天生的溝通高手，因此，醫學院裡有教醫學生關於醫病溝通的課程和演練，如：尊重病人、傾聽和解釋病情等。進入臨床當醫師後，還得不斷學習，尤其是神經外科和急診醫師常面對急、重症病患，需緊急處理，如何在短時間內建立互信的醫病關係更是挑戰。

有個研究發現：內科醫師看診時，花了百分之四十的時間盯著電腦螢幕，百分之二十四的時間打鍵盤，而無法專注於病人身上。因此，如何讓電腦操作變得更友善，加強醫師的打字速度或能不看鍵盤打字，竟然也是增進醫病溝通的小細節。

我想，朋友如果直截了當地問她先生的主治醫師：「為何我先生會神智不清，胡言亂語？」而不是模糊地只問「病情如何」，也許醫師就會警覺到家屬並不了解失語症，而加以說明。可見醫病溝通是雙向的，病人要正確、扼要地提供病情，有疑問時要適時地明確表達。

親切的醫師，是病人的安慰劑

★安慰劑效應，不只是心理作用★

安慰劑可能會讓大腦釋放出腦內啡，而有止痛效果。

你願意參加藥物的臨床試驗嗎？

如果你的醫師問你：「你要不要參與新藥物的臨床試驗？這項臨床試驗可能對你的疾病有幫助，但是要隨機分配，有一半的機率會分配到使用安慰劑，安慰劑的外表與試驗新藥相同，但沒有作用。」你是否願意參加？

・什麼是「安慰劑」？

新藥在上市前，為了證實療效以及可接受的副作用，需要做嚴謹的第三期臨床試驗，以安慰劑做對照組。

新藥和安慰劑的分組是採用隨機分配，且為雙盲的設計，也就是病患和醫師都不知道患者服用的是新藥，還是安慰劑；直到試驗結束，資料收集完全後，才能拆封解盲，以維持結果的客觀性。當資料分析顯示新藥組的療效明顯比安慰劑組好，才能證實療效。

沒有病患（受試者）參與，就沒有臨床試驗，新藥也就無法上市。受試者一方面擔心自己會變成「白老鼠」，分配到藥物組，另一方面又不想被分配到沒有療效的安慰劑組。但，安慰劑真的沒效嗎？

・關於安慰劑的試驗

以美國食品藥物管理局所通過的第一個治療阿茲海默症的藥物「愛憶欣」（donepezil）為例：早期的第三期臨床試驗，在試驗二十四週結束時，服用藥物組的認知功能退步情況，明顯地比安慰劑組少，顯示有療效。但是還在第六週時，藥物組和安慰劑組的平均認知功能都有進步，之後，安慰劑組才慢慢地往下掉。

為何服用安慰劑，對阿茲海默症患者也有短暫的療效？很可能是因為參加了臨床試驗，受到更多的關注，包括定期回診的檢測、醫護研究人員的關心詢問，以及家屬的給予藥物和密切觀察等，讓病患覺得受到關注和鼓勵，情緒較佳，使得認知功能測試的表現也比比較好。

安慰劑最明顯的影響，在疼痛治療方面

其實，安慰劑效應最明顯的是出現在有關疼痛、巴金森氏症和憂鬱症的藥物臨床試驗，甚至高達百分之二十至四十之多。

科學家很早就注意到安慰劑效應不完全是心理因素。有一篇發表在二〇〇二年《科學期刊》的論文，以「健康人的疼痛」為研究主題，並以正子電腦斷層掃描測腦血流，發現安慰劑與類鴉片止痛劑，同樣都讓大腦的前喙扣帶皮質的血流增加，而且這種血流增加的現象都可被類鴉片的抑制劑所防止，表示安慰劑可能讓大腦釋

放出腦內啡，而有止痛效果。可見安慰劑並不是完全沒有作用的。

雖然如此，但安慰劑效應的作用機轉目前並不清楚，除了每種疾病的安慰劑效應強弱不同，每個人對安慰劑的反應也不一，很可能跟個人對治療的期望、希望和相信有關，且受到各種因素的影響，例如：

・**醫病關係**

醫師以其專業權威或親切態度，讓病人產生信任感，而有療癒效果。就像小孩子不小心跌倒，痛得大哭，媽媽過來在疼痛處揉揉說：「乖，不痛、不痛。」小孩子就不覺得那麼痛了。

・**疾病的嚴重度**

症狀愈嚴重，安慰劑效應愈大。

・給予安慰劑的方式

人們通常會重視儀式所帶來的意義，當治療的陣仗顯得複雜、困難，甚至具侵襲性時，安慰劑的效應常更明顯，所以打針比吞藥丸的治療效果好，而彩色且形狀美麗的藥片，比圓形的尋常白色藥片的安慰劑效應高。這也許可以解釋為何有些人認為，在醫院或診所裡「吊大筒」（打點滴）會比較有效吧。

・場所

高大寬敞的醫院、整潔明亮的診間、穿白袍的醫師和著明亮制服的護理師、醫院裡的特殊氣味等，讓看診的病人容易產生信賴感和信心。因此，當你對坐在診間裡和吃喜酒時剛好坐在你鄰座的同一位醫師，問同樣的問題，得到的答案或許相同，但感受和信賴度可能是不一樣的。

・疾病的自然過程

有時疾病已逐漸恢復，這時候剛好用了安慰劑，就誤以為是安慰劑的效果。

由此可見，進行藥物試驗時，我們希望控制住安慰劑的作用，以確定新藥的療效；但臨床行醫，尤其是診所的第一線醫師，反而希望加強安慰劑的療效，減少用藥，而讓病人康復。

醫學之父希波克拉底就提醒我們：「醫師只能治好少部分的疾病，不過通常可以減輕病人的痛苦，但必須時常讓病人得到寬慰。」（To cure sometimes, to relieve often, to comfort always.）可見，安慰劑效應可以減輕病人的痛苦，寬慰病人。

關於安慰劑效應，醫師需妥善拿捏

但安慰劑效應發揮到極致時，會不會變成欺騙病人？三、四十年前，對於因疼痛而不停要求打止痛針的病人，為了免於藥物過量或認為病人可能是心理因素，有時醫護人員會施打生理食鹽水，卻讓病人以為是打止痛針，希望產生安慰劑效果，這有時候會奏效。

但後來基於醫學倫理的誠信原則，已經不採用了。較常見的是有些醫師會為病人開立好幾顆藥，形狀多變、色彩繽紛，讓病人覺得服下了具各種療效的藥物，產生信心，其實裡面有幾樣可能只是維他命。

同樣地，也是基於誠信原則，目前第一線的醫師都會給病人處方箋，上面清楚地寫著藥名或某種維他命，也就缺少了安慰劑效應。

因此，**一方面要鼓勵病人，給予希望，又不能做得太過，有違醫學倫理**，醫師對安慰劑效應需拿捏得宜。

最近有一位朋友在學習操作心肺復甦術時閃了腰，寫電子郵件來問我該怎麼辦，我重點地給予建議後，他回覆：「你真是我們的安慰劑，每次有狀況，寫完電郵給你，好像就好一半了。」真是令人心喜的禮讚！

醫療的抉擇，永遠是兩難

★ 懊悔無處不在，我們要學習面對 ★

醫療本身的不確定性和急迫性，以及個人的特異性，增加了選擇的複雜性。

令人哀傷的「如果……」

一百歲的陳老先生咳嗽有痰，並沒有發燒。兒子帶他看門診，照了胸部X光，發現右下肺部有些浸潤，應該是吸入性肺炎。醫師安排住院，以靜脈點滴給予抗生素，但是住院當天，陳老先生在抽痰後隨即休克，之後情況急轉直下，氣管裡都是血，只好繼續抽，以維持氣管暢通，但血氧濃度仍直直落，住院不到兩天即往生。

沒料到老人家走得如此快！家人非常驚愕，兒子更是懊惱：當初如果沒帶父親去看醫師、如果沒住院、如果沒抽痰，如果……也許老父還在，在家裡頤養天年，或者可以平靜地在睡夢中往生……

人生是一連串的選擇，大至選擇學校、職業和結婚對象等，不同的選擇和轉折，產生不同的結果，其間難免會有些不如意，感嘆何必當初。小至買衣服、用餐或搭火車等，會為了買得比別人貴、餐點不佳或趕不上火車而懊悔。

研究發現，錯過的機會愈接近成功，則懊惱愈大，例如只差一分鐘就趕上火車，會比遲到二十分鐘的人更加懊惱。選擇愈多，懊惱的機會也愈大，所以買東西時如事先被告知不能退換，反而會更篤定、快樂。

醫療技術日新月異，抉擇的難度大增

醫療選擇關乎生命，而醫療本身的不確定性和急迫性，以及個人的特異性，都讓選擇更加複雜。

以癌症為例，從預防（避免致癌因素與定期癌症篩檢）、就診的醫院和醫師、診斷方法、治療方式或放棄治療等，每一關都要選擇。若結局良好，當然醫病皆歡；但如果療效不佳，病家不僅失望，悔恨還可能隨之而來，會想著當初假如不治療或選擇另一種治療，可能會更好。如果這個心結沒打開，長久下來，甚至會造成焦慮、憂鬱，或對醫療人員產生憤怒等負面情緒。

因此，現代醫療強調病人要被充分告知，了解各種治療的利弊、成功率和可能的併發症機率，再做選擇。然而，醫療日新月異，新的治療不斷出現，讓病人很難抉擇。

而且，病人與家屬畢竟不是統計專家，例如看到：「以樹脂釔九十微球體體內放射治療，十年來累計治療一百九十六例原發性肝癌患者，原預期餘命不到半年，經使用樹脂釔九十體內放射治療後，有四分之一的病人腫瘤完全消失，或有機會完全切除腫瘤或進行肝臟移植而痊癒。」這段統計分析內容，其實這也表示有四分之三的病人治療並不理想，但病家仍會想抓住最後一線希望，只看到「腫瘤完全消失」，或認為自己可能是那四分之一的幸運者，而對此治療期望過高。

相反地，有些人不肯打流感疫苗，因為預期可能會出現發燒或輕微流感的副作用，雖然機率很低，但現在很健康，何必去冒險，而且不打疫苗，將來也不一定會得到流感。

可見醫療上的選擇，除了客觀條件，也受個人偏愛和思慮的影響。

懊悔無所不在，如何能釋懷？

醫師也有懊悔的時候，二〇一三年十一月《刺胳針》期刊上有篇文章，講述一位三十八歲的男士出現兩分鐘的胸部刺痛，住院醫師為他做了詳細檢查，顯示心臟沒有問題，但病人回家後兩小時，卻因主動脈剝離而去世。在病例討論會上，住院醫師的同事和老師都認為他沒做錯，換作其他醫師也是這樣做，但他還是悔不當初，連續好幾年都無法好好入眠。

懊悔既然無所不在，我們該如何面對呢？

一、生活上的懊悔

不見得全是負面，有時可以敦促個人成長。比如沒趕上火車，下次就把時間留得充裕些。沒診斷出主動脈剝離的住院醫師也會汲取教訓，下個病人可以受惠。

二、要做重要的醫療決定時

除了了解各種可能方案、深思熟慮後，最好還是諮詢醫師的意見，作為重要的參考，並問自己：「我這樣做，將來會不會後悔？」

三、如果事情已無法改變

則要接受、自我心理調適，並往好的方面看。如陳老先生的兒子雖然自責，但他告訴自己：「也許父親本來就要走，住院抽痰只是讓他走得快一點。活到一百歲，走的時候沒有插鼻胃管，也沒有氣切，兒女都在身邊，也算很有福氣了。」雖感不捨，但心中逐漸釋然。

四、當他人對醫療結果懊惱時

作為朋友或外人，不要任意評斷。不經意地丟出的一句話：「你當初為什麼不……」可能就是病家無法承受之重。

【新書座談會】

劉秀枝醫師

把時間留給自己

——失智症權威醫師的自在熟齡指南

2018／09／08（六）

時間｜19：00～21：00

地點｜金石堂信義店5樓 龍顏講堂

（台北市大安區信義路二段196號5樓）

洽詢電話：(02)2749-4988

＊免費入場，座位有限

國家圖書館預行編目資料

把時間留給自己——失智症權威醫師的自在熟齡指南／劉秀枝著. --初版. --臺北市：寶瓶文化, 2018.08, 面； 公分. --(Restart；017)
ISBN 978-986-406-131-0(平裝)
1.老年失智症 2.健康照護

415.9341 107013187

Restart 017

把時間留給自己
——失智症權威醫師的自在熟齡指南

作者／劉秀枝醫師
企劃編輯／丁慧瑋

發行人／張寶琴
社長兼總編輯／朱亞君
副總編輯／張純玲
編輯／林婕伃・周美珊
美術主編／林慧雯
校對／丁慧瑋・陳佩伶・劉素芬・劉秀枝
業務經理／黃秀美 企劃專員／林歆婕
財務主任／歐素琪 業務專員／林裕翔
出版者／寶瓶文化事業股份有限公司
地址／台北市110信義區基隆路一段180號8樓
電話／(02)27494988 傳真／(02)27495072
郵政劃撥／19446403 寶瓶文化事業股份有限公司
印刷廠／世和印製企業有限公司
總經銷／大和書報圖書股份有限公司 電話／(02)89902588
地址／新北市五股工業區五工五路2號 傳真／(02)22997900
E-mail／aquarius@udngroup.com

著作完成日期／二〇一八年三月
初版一刷日期／二〇一八年八月三十日
初版三刷日期／二〇一八年九月十一日
ISBN／978-986-406-131-0
定價／三三〇元

AQUARIUS 寶瓶 文化事業

愛書人卡

感謝您熱心的為我們填寫，
對您的意見，我們會認真的加以參考，
希望寶瓶文化推出的每一本書，都能得到您的肯定與永遠的支持。

系列：Restart 017　**書名：把時間留給自己——失智症權威醫師的自在熟齡指南**

1.姓名：＿＿＿＿＿＿＿＿　性別：□男　□女

2.生日：＿＿年＿＿月＿＿日

3.教育程度：□大學以上　□大學　□專科　□高中、高職　□高中職以下

4.職業：＿＿＿＿＿＿＿

5.聯絡地址：＿＿＿＿＿＿＿＿＿＿＿＿＿＿＿＿＿＿＿＿

聯絡電話：＿＿＿＿＿＿＿＿　手機：＿＿＿＿＿＿＿＿

6.E-mail信箱：＿＿＿＿＿＿＿＿＿＿＿＿＿

□同意　□不同意　免費獲得寶瓶文化叢書訊息

7.購買日期：＿＿年＿＿月＿＿日

8.您得知本書的管道：□報紙／雜誌　□電視／電台　□親友介紹　□逛書店　□網路　□傳單／海報　□廣告　□其他

9.您在哪裡買到本書：□書店，店名＿＿＿＿＿　□劃撥　□現場活動　□贈書

□網路購書，網站名稱：＿＿＿＿＿＿　□其他＿＿＿＿＿

10.對本書的建議：（請填代號　1.滿意　2.尚可　3.再改進，請提供意見）

內容：＿＿＿＿＿＿＿＿＿＿＿＿

封面：＿＿＿＿＿＿＿＿＿＿＿＿

編排：＿＿＿＿＿＿＿＿＿＿＿＿

其他：＿＿＿＿＿＿＿＿＿＿＿＿

綜合意見：＿＿＿＿＿＿＿＿＿＿＿＿＿＿＿＿＿＿＿＿＿＿＿＿＿＿

11.希望我們未來出版哪一類的書籍：＿＿＿＿＿＿＿＿＿＿＿＿＿＿＿＿

讓文字與書寫的聲音大鳴大放

寶瓶文化事業股份有限公司

（請沿此虛線剪下）

廣　告　回　函
北區郵政管理局登記
證北台字15345號
免貼郵票

寶瓶文化事業股份有限公司　收

110台北市信義區基隆路一段180號8樓
8F,180 KEELUNG RD.,SEC.1,
TAIPEI.(110)TAIWAN R.O.C.

（請沿虛線對折後寄回，或傳真至02-27495072。謝謝）